JN322930

生活障害として診る
発達障害臨床

田中康雄
Yasuo Tanaka

中山書店

読者の方々へ

本書に掲載の事例は，プライバシー保護のため，個人が特定できないよう複数の事例を重ね，さらに本質を損なわない範囲で創作を加えていることをお断り申しあげます．ご了承ください．

はじめに
発達障害臨床の門前にたどり着くまで

　私は精神科医を生業にしている．1983年に精神科医になった．
　駆け出しの頃，登校しぶりをみせた小学2年生の男の子を心配したご両親が，その子を連れて外来を受診したことがあった．幸い，数か月のかかわりのなかで，この子は自力で登校を再開し通院は終了した．「治療」と呼べるようなかかわりもなく，ただ一緒に宿題をし，ともに楽しく遊んだだけだった．ただ，このとき，私は担任教員との連絡を取ることに苦心した．この子と出会って以降，私は市内の小中学校の電話番号をコピーして手帳に貼り付けた．
　その後，小学1年生の男の子を担当した．自閉症と診断されたその子は私の先輩が担当していたが，長期出張のために私がその後を引き継いだ．先輩の指示に従い，面接時に私はその子をだっこしてタカイタカイをし続けた．彼は，診察室に入ると，箱庭療法で使うミニチュアを箱庭の砂の上に一列に並べる．毎回同じことが繰り返される．それ以上のかかわりは難しく，私は言葉でのやりとりに苦心した．思案の末，私は彼の通う小学校を見学に行き，学校での様子を見た．彼は一日中グラウンドを走り回っていた．その後，母親と担任が一緒に診察室へ来られた．担任は，母親にわが子へのより献身的な養育を求め，日々苦労し続け疲弊していた母は，力なくうな垂れ続けた．私は何もできずに間にいた．ほどなく，その家族は転勤のため転居されていった．
　私は，子どもを支えるためには，関係者と円満な連絡連携を取ることと家族を応援することが必要不可欠であるということを痛いほど学んだ．
　1990年当時，確定診断がつかない中学生，高校生とよく出会った．彼らは当時，少しずつ相談が増えた不登校と家庭内暴力を主訴にしていた．今でいうところのひきこもりに近い子もいた．何人かは，往診し短期間の入院を必要とした．かかわりを深めようとしたが，結果は散々だった．かかわる把手が掴めないでいた．時々一緒に散歩したときに，「高校に，行きたいんだよね」，「僕には友達がいない」，「学校に行くと，みんなの視線が怖い」とぽそっと語り，すぐに皆，口を噤んだ．
　発達障害にかかわるようになった今，私はあの子どもたちが抱えていた生きづらさに，発達障害の特性の一部を認めることができる．
　当時は，自閉症に関する情報も多少はあったが，多くの発達障害についての文献はとても少なかったし，何よりも私自身，経験がなかった．今，私は，当時の彼らのことを思い出しては，私の無知を恥じながら，謝り続けている．山下[1]は，精神医学的診断とは「必要なあらゆることを知りつくそうとする終わりのない努力」と述べている．今も私は自分の努力不足を恥じ続ける．
　1995年くらいから，私は児童相談所の嘱託医になった．そこでの私の仕事は，医学的診断を家族に説明するものであった．初対面のご家族に1時間以上の面接をし，子どもの様子を聞き取り，行動観察をしても，所詮は初めて出会っただけにすぎない．私は，初めて出会った医師がいくら児童相談所の記録や検査結果を見聞きしたからといって，そう簡単に医学的診断がつくのだろうかという，親の気持ちからすれば当然の強い疑いのまなざしにさらされる．それを乗り越え，診断名を家族に伝える．ほとんどの家族が，初対面の私の言葉を受け止めきれずに大きなショックを抱え

る．私は，このかかわりは間違いだと反省した．わが子の様子を心配し，この後の育ちに不安を抱えている親に対し，初対面である私は，医師としてそこにある事実や仮説を伝える前に，まず，これまでのかかわりをねぎらい，これからの生活について相談しあえる関係づくりを心がけるべきなのだ．私は，狭義の医学的対応を急ぐあまりに，相手の心を大切にしていないことを痛感し恥じた．

　結局私は，時間を必要とする関係づくりのために，私の外来に継続して受診してくれるように頼むことが，児童相談所での仕事となった．親子との関係づくりに腐心し，保育・教育関係者に連絡をし，どうしたら今の生活をほんの少しでも落ちついた生活に変えることができるかを，かかわりの中心においた．こうした関係づくりには時間がかかること，でもそれだけの価値ある結果を得ることも少なくないこと，そして私自身が，親子や多職種の方々から力がもらえることを学び，臨床にある相身互いを知ることになった．山下[2]も，診断とは「基本的には人間が人間を診ること」で，そのために「診察者と受診者が互いに語り合い，問いつ問われつしながら人間的交流を深める共同作業」と述べている．臨床のなかで，私は人間的交流を深める共同作業とは，診察者と受診者だけでなく，家族と関連する多職種者にも求められるものであると実感した．

　発達障害臨床を実践していくなかで，改めて，私の仕事は日々の生活相談であると自覚した．診察室ではそれぞれの生活が語られる．対応すべきは，この子にあるつまずきだけではなく，共に暮らす家族の心に休息を提供することであったり，家族間の意見や考えの相違に折り合いをつけ，そこにかかわる多くの職種の方々と意見を交換することで相互理解を図ることである．

　その後，2002年まで児童精神科病棟と外来診療を担った．外来診療では発達障害圏の子どもたちの相談が急上昇していた．そこで行う生活の相談と応援には，多職種との協働と環境調整が必須となった．発達・養育に関する相談や応援，さらに学校や家庭などの環境調整といった広範な対応が求められた．しかし，それは，医療経済的には成り立ちにくい行為となり，医療機関への後ろめたさと，日々の臨床の疲労感が蓄積されていった．

　その後，研究所や大学機関での仕事に従事する機会を得て，しばしのあいだ，臨床から離れ，改めて己の身の丈を計り，このまま臨床の最前線から身を引き続けてよいのかと悩んだ．私は，その間，臨床への責務を背負わないなかでの言動に，あるいは生活に最も遠いところからの己の言動に，だんだんと自己嫌悪し，結果それまでの仕事を辞し，2012年にクリニックを開いた．残りの人生を臨床に賭ける覚悟をした．

　これまでの経験を追想し，失敗からの学びと臨床から離れた時期に学んだものを加味し，再び血が通う言葉での人間的交流を深める共同作業に従事しよう．私は，相談したい人が主人公で，自分のもつ生活能力を生かすことができるクリニックを目指している．クリニックを生活の応援の足場にしたい．その時点で行える最善の診立てをもとに，生きづらさを抱えている方と家族に対して，可能な範囲での現実適応へ至る生活手段を一緒に検討し，さまざまな手立てを提案しつつ，来られる方々に自己選択してほしいと思う．私は，生きづらさを抱えている方にある生きる力，自己治癒力を信じ，生きづらさを抱えている方と家族にある生活する力を最大限に尊重して，共に生き続けることを応援したい．

　発達障害をもって相談に来られる方は，実は生活障害に困っているのだ．

　本書は，こうした思いを背景にした，私の発達障害臨床の実践の記録である．

CONTENTS

はじめに ── 発達障害臨床の門前にたどり着くまで iii

第1章　「生活障害」としての「発達障害」

1. 発達障害は増えているのか 2
2. そもそも発達障害とは 3
3. 発達を考える 4
4. スペクトラムとしての発達障害 5
5. 生活のなかでの発達障害の評価 6
6. 精神医学の宿命 6
7. 発達障害は生活障害 8
8. DSM-5 からみた発達の障害（生活障害）.. 10
   a. 神経発達症群（neurodevelopmental disorders）…10
   b. 神経発達症群との鑑別あるいは併存する生活障害…15
9. その人の心のありように近づく診断の意味を考える 21
   a. スタンダードなガイドラインとしてのDSM-5…21 ／ b. 臨床診断の原則…22

第2章　ライフサイクルからみた面接の工夫と治療の実際

1. 面接で心がける3つの視点 24
2. ライフサイクルにおける心の危機 24
   a. 親になる前の心の危機…24 ／ b. 出産から幼児期前半までの心の危機…25 ／
   c. 幼児期後半の心の危機…27 ／ d. 学童期の心の危機…27 ／
   e. 思春期の心の危機…28 ／ f. 青年期以降の心の危機…29
3. ライフサイクルによる面接の工夫と治療の実際 30
   a. 出生後から就園まで…30 ／ b. 就園から就学前まで…41 ／ c. 小学校…59 ／
   d. 中学校…74 ／ e. 高等学校…84 ／ f. 大学…94 ／ g. 成人…98

第3章　ライフサイクルのなかで行う鑑別診断を通した支援

1. 出生後から就園まで 104
2. 就園から就学前まで 105
3. 小学校 106
4. 青年・成人 108
5. 思春期（中学校，高等学校）.. 112

第4章　二次的問題について

1. 出生後から就園まで 116
2. 就園から就学前まで 119
3. 小学校，中学校 120
4. 思春期 122
5. 青年・成人 126

第5章　きょうだいを考える ―映画『シンプル・シモン』から―

1. 発達障害をもつ方のきょうだいのさまざまなありよう 130
2. きょうだいの思い，親の思い 130
3. 映画『シンプル・シモン』にみるきょうだい関係 132

第6章　精神療法的視点における抄察

1. 精神療法的視点とは 136
2. 発達障害への精神療法と精神療法的視点 136

第7章　薬物療法について

1. 精神科薬物療法を考えるとき 140
2. 精神科薬物療法にある課題―特に子どもに対するとき 140
3. 子どもへ精神科薬物療法を行ううえでの留意点 141

第8章　福祉・教育・医療の現状と課題

1. 福祉の現状と課題 144
   a. 経済保障…144　／　b. 自立支援医療制度…145　／　c. 障害手帳…146　／
   d. 児童福祉法・障害者総合支援法に基づく障害福祉サービス…147
2. 教育の現状と課題 149
3. 発達障害者支援法の改正 152
4. 私の医療の現状と課題 153

おわりに――発達障害臨床から素人の相談者へ 155

文献 157
索引 163

第1章

「生活障害」としての「発達障害」

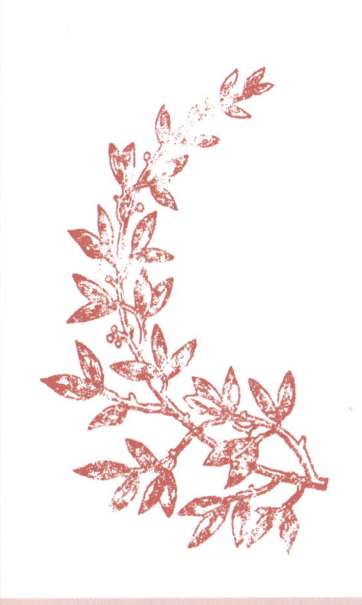

1. 発達障害は増えているのか

　精神科臨床のなかで，昨今発達障害（developmental disorder）はブーム的な勢いをみせている．外来を受診される方のなかでも，この診断がつく方は増加傾向にあると思われる．

　よく「発達障害は増えているの？」と尋ねられる．たとえば，自閉症（autism），あるいは自閉スペクトラム症（autism spectrum disorder：ASD）の疫学については，すでにRutter[1]が，「ASDの真の発生率は，約40年前の10,000人当たり4人という最初の推定値と比べると，現在では10,000人当たり約30〜60人のオーダーらしい」と述べ，さらに中根[2]も，国内，国外の多数の研究論文を収集検討し，10,000人当たりの有病率として「1987年以降は全体で27.5，さらに最近の報告からは60とする数値が妥当と考えている」とまとめた．さらに，療育機関の受診人数から有病率を推測した鷲見[3]は，ASDの有病率を2.1％と報告した．そしてその後の新たな調査では，約4％前後までASDの有病率が報告されている[3]という．

　それにしても，かつては0.04％と称されていた出現率が，間違いなく年々大きく増加しているのである．

　私たちは，単純に診察，相談という求めに応えているだけなのである．私たちが呼び寄せているのではなく，発達障害という特性があるのではないだろうかと思われる方々が，さまざまな理由から相談に来られる，それが増えている．私の経験からも，相談にみえる発達障害圏にある子どもたちは明らかに増えている．最近は青年期以降に初めて相談に来られる方も増えてきている．つまり，医療に登場する人たちが増えているのである．

　ご自身の人生を振り返り，生きづらさの回答として，精神的課題があるならそれを明らかにし解決したいと思い，自ら診察を希望される方がいる．家族や関係者が，今かかわっている方々に精神的課題があるのではないだろうかと考えを巡らし，よりよきかかわりを模索し，その解決の一助を求めて相談にみえることもある．その場所が精神科という医療現場なのである．

　精神的課題が想定されるためには，その情報がある程度市民権を得る必要がある．発達障害が疑われ，受診される方が増えているということは，発達障害に関する情報が増え，一定の市民権を得たことを意味しているのかもしれない．実際に関心が高まることで，自他覚することが増しているとも思われる．医療社会学でよくいわれるような，意味づけとして求められる診断名ともいえよう．以前なら，顕著な恥ずかしがり屋，そそっかしくてうっかり屋さん，努力不足の怠け者と評価されてきた方々に，これらの特徴は努力だけでは解消しえない，もって生まれた特性で，それは発達障害の仲間の一つとして理解できる可能性が隠れている場合がある．こうした情報が広がると，それに該当すると思われる方々に診断が求められる．

　もちろん，これまでの医学が未熟なため，この課題を看過してきただけで，ようやく多くの生きづらさを密かに自覚していた方々へ光が当たるようになったのだ，とい

う指摘もあるだろう.

　注目に値する見解としては，現在の子育て機能における大きな社会的変化が「一見すると自閉症児」を増加させている一因とする竹下[4]の指摘である．同様に杉山[5]も「発達障害の大多数は，生物学的な素因を強く持っていることは明らかであるが，引き金となる環境状況によって増える」ことを示唆し，「その引き金となる環境状況は直線的な原因結果ではなく，リスクの積み重ね」であるとも述べている．

　こうした指摘のなかで，すでにRutter[1]は「何らかの環境要因により発生率が本当に上昇しているということも依然可能性としては考えられる．しかし，もしそうだとしても，その要因は何かということについてはとても曖昧なままである」と述べている．そして，石坂[6]は，自閉症の有病率の原因を，純粋に疾病論的に検討することの無意味性を述べ，今後は後天的原因までも視野に入れた研究にならざるをえないと提案した．

　そもそも，医学的診断の意義は，Blackら[7]に倣うと，①混沌とした状況に秩序と構造をもたらし，理解を促しやすくする，②他人との情報交換が汎化しやすくなる，③予後，見通しがある程度つくようになる，④適切な治療方法を選択することができることにあるといえよう．

　発達障害に対して，ブームと揶揄されるとしたら，①と②までで停止している場合があるからではないだろうか．受診する方が増えているというのは，何をおいても支障をきたしている生活の改善が強く求められているからである．そのためには，①と②の正しい理解に立ったうえで，よりよいかかわりのために③と④を丁寧に提供する必要がある．議論するべき点は，診断と同時に提供される支援の質，生活における支援の必要性の度合いである．

2. そもそも発達障害とは

　わが国が2004年に施行した「発達障害者支援法」では，「『発達障害』とは，自閉症，アスペルガー症候群その他の広汎性発達障害，学習障害，注意欠陥多動性障害その他これに類する脳機能の障害であってその症状が通常低年齢において発現するもの」と定義された[8]．すなわち，発達障害を，いくつかのバリエーションをもつ脳機能の障害と定義したのである．

　2013年に刊行された最新の『DSM-5 精神疾患の診断・統計マニュアル』[9]，通称"DSM-5"では，初めて「神経発達症群（neurodevelopmental disorders）」という名称で発達障害が括られた．"DSM-IV(-TR)"[10]までは，「通常，幼児期，小児期，または青年期に初めて診断される障害」として並記されていた．もう一つの国際診断基準である"ICD-10"[11]では，①知的障害，②心理的発達の障害（広汎性発達障害とその仲間としての学習障害，コミュニケーション障害，発達性協調運動障害），そして③小児〈児童〉期および青年期に通常発症する行動および情緒の障害（多動性障害）と，それぞれ別々のカテゴリーに分類されていた．

　DSM-5は，「発達期に発症する一群の疾患」で，「典型的には発達期早期，しばしば小中学校入学前に明らか」となり，「個人的，社会的，学業，または職業における

機能の障害を引き起こす発達の欠陥により特徴づけられる」ものとして神経発達症群を定義した．これは，発達障害に対する包括的な医学的定義といえる．

わが国もこれまで「成長・発達の過程において，特に初期段階で何らかの原因によりその過程が阻害され，認知，言語，社会性，運動などの機能の獲得が障害された状態」[12]とか「発達期に生じた慢性の非進行性の脳損傷から生じる障害」[13]といった説明は，確かにあった．これらは脳機能に焦点化した文言である．しかし，杉山[14]は脳機能を重視しつつも，「社会的な適応が損なわれているもののみを障害」とするべきだと述べた．DSM-5も発達の欠陥があり，それにより生活に支障をきたしているということを大前提とした．

それにしても，これまで世界的診断基準では発達障害圏に入っていなかった注意欠如・多動症（attention-deficit/hyperactivity disorder：ADHD）をいち早く発達障害に組み入れた発達障害者支援法といい，杉山の指摘といい，わが国の発達障害理解には一定の評価があってもよい．

3. 発達を考える

次に，そもそもの「発達」とはどう考えるべきか，という課題に向き合っておきたい．少なくとも精神科臨床では「発達」ということは，あまりにも当たり前すぎて，改めて議論することが少ない．しかし，発達障害の定義以上に，「発達」という言葉を定義しているものもなかなか見つからない．私の心に響いた説明としては，「『発達』というのは外から与えられる，という一方的な過程ではなく，一人ひとりの子どもたちが自分の中に可能性として宿しているものが花開いていく主体的な過程である」という白石[15]の言葉がある．自分の中にあるものがどんどん変化していくさまなのだ，花開いていくさまなのだ，ということだろう．そもそも発達の"development"というのは「開いていく」というのが語源という説もある．これは"education"，教育とまったく同じ意味づけでもある．educationも，包まれているものが開かれていくもの，隠されているものが見えてくるものが語源といわれている．つまり，発達というのも実は自分の中にあるものが包みほどけていき開花していくものなのだ，ということである．さらに浜田[16]は，「手持ちの力を使い，今のできなさを引き受けて何とかやりくりしながら，自分の最大限をその都度生きて行く中で，初めて次の力が伸びてくる．発達というのはあくまで結果であって，目標ではない」と述べた．私は，この言を，発達とは，今のできなさを引き受けながら，そうした自分と向き合いながら，それでも懸命に生きていく，という痛みをもった歩みである，とイメージすることで，とても納得する．私たちは，ついつい変化を目標にしたい，何かできるようになることを期待し，向上を目標とする．成長，発達とは，そうした「できることが増えていくこと」をイメージしてしまう．それゆえに，発達のつまずきには，できないこと，できるようにならないことという「劣る」という負のイメージがつきまとう．しかし，浜田[16]が言うように，私たちは皆「できないこと」をもち，現実を四苦八苦し，傷つきながら生きている．その日々の現実のなかで，ささやかな喜び，小さな達

成感が，生きるという苦痛を和らげてくれているのだ．

そもそも「生きる」という文言は，『明鏡 国語辞典』[17]によれば，①生物が生命を維持してこの世にある，②生物が生命を維持して生活を営む，また人がある精神的態度をもって人生に対処する，暮らす，③そこを舞台として人生を送る，④価値あるものとして，そこに精魂を傾けた人生を送る，⑤生き生きとして存在する，有効に働いて役に立つ，などと記載されている．私はこの定義のなかで④，⑤にある豊かに生きる姿を，発達の軸におきたい．島崎[18]も生きるとは，まず「人とともに地上に生きる」こと，と端的に述べ，仲間と一緒に生きて「いる」という土台がずっしりと座っていなくてはいけないと力説した．それがあって初めて，生活を自ら築く前向きさが生起されるという．多くのつまずきを経験しながらの痛み多い日々を，それでも豊かに生きようとするうえで，「人とともに」という言葉は重い．

孤独に耐えながらも孤立することなく，主体的に生きていくためには，人を含めた環境に支えられる必要がある．しかもその人の主体的過程を妨げない，惑わさない配慮をしてかかわりあう環境の提供が発達には必要なのである．植物でいうと，適温であり適正な水分であり適切な土壌をいかに準備することができるか，ということに尽きる．そこには，何かしらの天の配剤で，非常に豊潤な状況もあれば，目を覆いたくなるような天災もある．発達という状況にも不確実な，予測不能の出来事が良くも悪くも関与する．私たちは，それを経験しながら，生き続ける，生活を，し続ける．

この日々の生活のありようが，現在進行形としての発達の姿といってもよい．

4. スペクトラムとしての発達障害

発達そのものを，日々変化するもの，一歩進んで二歩下がる，あるいは急上昇する可能性を秘めた連続性のある時間的変化としてとらえるとなると，当然，発達障害の特性も，あるか，ないかという二者択一ではなく，特性の濃淡といった連続性のなかで，それも時間的経過のなかで，大きく変容することを前提として判断される．どの程度の特性の強弱で，それを障害と呼ぶか否かは，数値化されるようなものでなく，非常に曖昧なものであろう．さらに，発達障害の情報が広がったことで，それまで臨床レベルで取り上げるほどではない薄い特性をもつ方々でも，周囲からの指摘や自己分析により，外来を受診されることが増えてきた可能性もあるだろう．

DSM-5が前提とした「生活に支障をきたす」ほどの発達のつまずきとは，脳機能の問題と，対人関係や社会的・文化的な価値観との関連も無視できない．つまり，その特性を社会がどのように評価するかという点も関係してくる．決して脳機能の問題としての個々の特性だけを抽出して「静的」に判断されるのではなく，対人関係や社会的・文化的な価値観のなかで「動的」に判断される部分をもっている．臨床レベルで取り上げるほどではない薄い特性であっても，対人関係にとまどったり，一定の規則ある生活になじめないということで，生活面で特性が色濃く変化してしまう場合もあるだろう．

発達障害を，「一人の人間の時間軸に沿った成長変容の過程において，身，知，心

に通常とは異なる何らかの負の要素が表れてくる．しかもそれが一過性で消えていくものではなくて，その人の成長変容にその後の影響を持続的に及ぼすもの」と定義した鯨岡[19]は，「周囲との関係のあり方そのもので状態像が二次的に増悪する可能性と負の様相そのものが関係性を難しくし，時間経過の中で状態像を更に負の様相に増幅する可能性」があると示唆[20]した．この流動的に濃淡が変化すること，しかもそれが，集団，あるいは社会的評価のなかでの濃淡だけでなく，日々の生活を送る個人のなかでも日々変化する濃淡という，二重の連続性，二重のスペクトラムから成り立っているのが，発達障害の特性といえよう．

5. 生活のなかでの発達障害の評価

　　DSM-5では，発達障害を診断する場合，脳の機能障害のために生活するうえでの困難さが形成される，ということを重視した．この「生活する」ということには，さまざまな対人関係や環境要因が関与する．

　　かなり昔に，私はある新聞に寄稿された記事を読んだ．記事には，ドイツ人の記者が小学校の授業を参観した様子が書かれていた．そこでは，一番前の男の子が終始積極的に挙手をして発言を求めていた．担任教師は，他の生徒の発言を妨害するくらい騒がしく挙手するその少年に次第に閉口し，とうとう無視をして授業を進めた．授業を終えた担任が記者に歩み寄り，「いつもあの子はあのような言動をするんです．まったく落ち着かずに，周囲に迷惑をかけ続けています」と疲れた表情で言い訳のような話をしたとき，記者はびっくりして「いえ，あの子はすばらしい子どもです．あの積極性はこれから国際社会を生きていくためには必要な能力となるでしょう」と語ったという．

　　もしかするとこの少年にはADHDという診断がつく可能性があるだろう．しかし，ドイツ人の記者が言うように，彼の言動は高く評価される可能性も同程度あるといえる．つまり，ある個人の生活のありようを短所とするか長所とするかは，さまざまな対人や対環境の関係性のなかで，さらにタイミングも大きく影響するのである．

6. 精神医学の宿命

　　そもそも精神医学（psychiatry）という言葉は，語源を遡ると，「たましいの癒し」とか「こころの治療」という意味があるという．しかし，心が病んだ状態である精神疾患は，ある時代の，ある対人・対環境下で気づかれる．当初は，個人的事情と思われたり，奇妙な反応と思われ，古くは悪霊や魔女の仕業といった超自然的な影響によるものと思われた時代もあった．これも一つの可視化するための考え方である．この理解が支持される場合もあれば，否定される場合もある．精神医学は，常に，その時代におけるわれわれの価値観や社会的評価と密接に関連しているといえる．精神医学は，時代や社会と連動して，ある状態を精神疾患とすることもあれば，葬る可能性ももっている，まさに時代や社会に翻弄される部分がある．それでも，精神，心に関与

した問題と指摘されたものを，個人や環境状況に還元しないで，医学的に取り上げたとき，医学的に可視化されたとき，その問題は，医学の範疇に組み込まれる．可視化させ，その特性に医学的な名が付くと，一気にその名称は医学としての信憑性と説得力をもつ．そうか，そういうことだったのか，と医学的に理解される．不確実な状況が医療によって可視化されることで，医学的に確実な状況となる．

40年以上も前に，荻野[21]は「精神障害は，社会的，人間関係的状況への適応失敗の現れであり，このような適応失敗のパターンは，この病者が生活史のなかで体験してきた人間関係によって規定されており，したがって精神障害の究明や，ひいてはこれの治療もまた，このような現実の社会的，人間関係的状況，およびこれを規定している病者の生活史を無視しては考えられない」といった古くからの文化精神医学の基調を紹介した．同時に荻野は，この文化精神医学は，「多分に生物学主義否定の上に立つ社会学的精神医学の傾向がつよい」とも述べている．もっとも，最近の精神医学はかなり脳科学的あるいは生物学的な方向に立っているように思われる．しかし，本来，精神医学は，心理学的な側面と，社会学的な側面と，生物学的な側面が混じり合い重なりあいながら理解発展していく分野であるべきである．

確かに，精神医学は人間の精神の機能を研究し，その機能に先天的あるいは後天的に何かしらの問題が認められたとき，その問題が医学的な対応が求められる範疇かが診断され，医学の問題となれば，医学的治療が求められる．すると，最も難しいのは，その問題が，医学的な対応が求められる範疇か否かという判断である．すでにある医学的概念に当てはめることも容易ではないが，まだ概念化されていないものを，医学的範疇と判断することは，もっと難儀する．

前述した荻野は，「『精神疾患の概念の動揺』と『精神医学や医療の混乱』」は，「予想をはるかに超えるほどの深刻な今日的状況における同時的かつ根源的な事態である」と述べている．40年以上も前の言葉でありながら，説得力があると感じるのは私だけだろうか．

現在，多くの精神疾患が境界不明の連続性（これは，動揺と混乱と置き換えてもよいのかもしれない）として理解されようとしているなか，最も境界線が不明瞭な発達障害の診断は，究極の難しさをもっているといえよう．

実際，Gillberg[22]は「自閉スペクトラム症（ASD）と自閉的な傾向との間，あるいは自閉的な傾向と"定型発達"との間に，明らかな境界は存在しない」と語り，さらに，「ADHDと"定型発達"との間に明らかな境界はない」とも述べた．

それでも，個人にある発達特性を，発達障害として可視化できるように分類しようとし続けているのも精神医学である．

すでに小澤[23]も，「ある一群の子ども達が，他ならぬ自閉症児と呼ばれる過程は，社会的範疇との関連のもとに把握されるべきことであって，一言にしていえば，幼児自閉症とは生物学的あるいは医学的範疇などではなく，社会的範疇なのだ，ということだったからである」と述べている．しかし，同時に強調しておきたいのは，社会的範疇が自閉症を創り出したということではなく，「自閉症児と呼ばれる子どもたちの一人ひとりが，何らかの生物学的な規定性の下にある」ことにも理解を示している点

である．小澤は，ここにある特性として括れるある程度のバリエーションの存在そのものを認めたうえで，医学的に可視化した点を指摘していると思われる．ゆえに小澤は「まさに個別的である他なく，それらの個別的治療の基底において共有されるべきことは自閉症児を自閉症児たらしめている社会的範疇への闘い」にこそ，治療的対応があるべきだと主張したのである．

私は，この小澤の指摘に応えられるだろうか．さらに「障害を認めることは，一見，支援の手を差し伸べているようで，『正常』な社会に無理やりに組み込むことで，かえって彼らをラベリングし，差別を生み出すのではないか」という石戸[24]の指摘に向き合えるだろうか．

診断が静的に行われるわけではなく，日々の生活のなかで，まさに動的に判断されるべきであることを前提にすれば，スペクトラムとしての発達障害の濃淡は，当然，流動的で不確実に満ちている．しかし，決して異質のものではないと承知したうえで，彼らの生活に向き合い，彼らを『正常』な社会に無理やりに組み込むのでなく，自らを主体的に社会へ組み込むことを応援したい．

7. 発達障害は生活障害

かつて臺[25]は，「分裂病（当時のママ）という疾病の治療より，分裂病者の生きようを重視する」発想として生活臨床を提案した．それを受け湯浅[26]は，「治療者は病者の自立を援助するため，継続的に生活相談に応じて行く．病者は相談相手としての治療者を１つの支えに，痛み多い人生行旅を難渋しながらも，自分の足で歩み続ける．その中から，彼らは自らを洞察し，生活の知恵を身につけ，生きる上に，必要な矜持と拠り所を得て行く」と記した．その生活臨床を臺[27]は，「生活障害の改善をめざした治療であり，患者本人の『暮らし下手』，『生き辛さ』を助けるもの」と定義した．そして臺が目指した発病予防は，再発予防となり，生活支援へと変化していった．

発達障害も目指すべき対応は生活支援となるのは自明であろう．そもそも，発見同定に大きな課題がある．予防もまた難儀である．おそらくできうる予防は妊娠中の飲酒を止めることで胎児への外的ダメージを極力防ぎ，胎児性アルコール症候群を予防することであろう．そもそもの原因が明らかでない発達障害を予防することは無理難題である．

発達障害をもつ人は生活者である．「発達障害をもつ人」は，生活というさまざまな関係性のなかで，周囲を困らせているようにみえる．しかし，発達障害をもつ人は，生活することそのものに途方に暮れ，困惑し，不安がり，傷つき困っている．私たちが臨床という場で向き合っているのは，まさに発達障害をもつ人が示す生活の難しさ，暮らし下手，生きづらさであり，同時に発生する心の痛みなのである．私はこれを臺に倣い「生活障害」と呼ぶ．

もっとも，スペクトラムのなかにある発達特性をもつ人が，皆，生活障害をもっているわけでもない．周囲の理解と応援により，相応に安定した生活を営んでいる場合もあるだろう．私がその部分を知らないのは，生活が安定している方と臨床現場で出

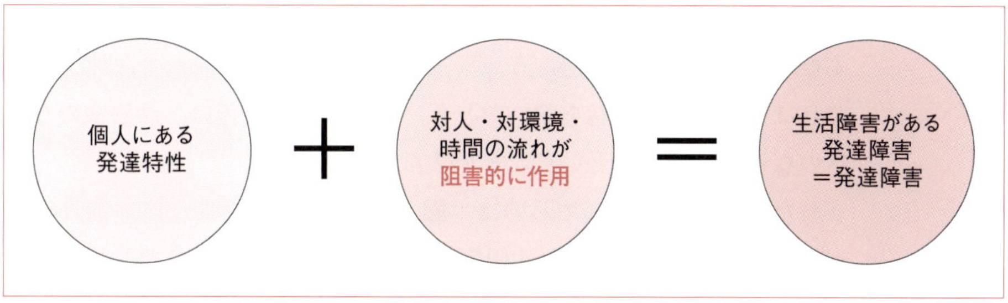

図 1-1　生活障害としての発達障害
（田中康雄．外来精神科診療シリーズ 発達障害，児童・思春期，てんかん，睡眠障害，認知症．2015[28]）より）

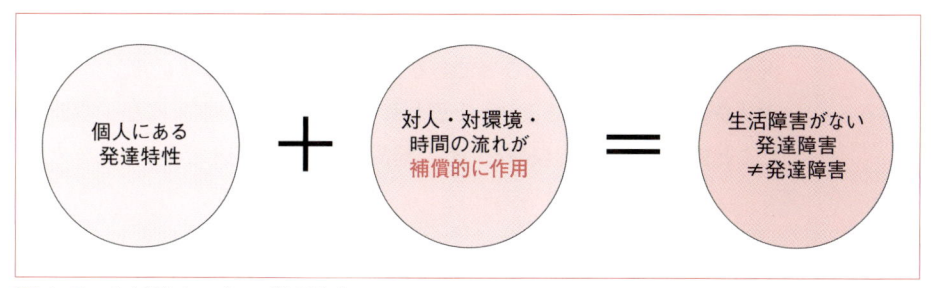

個人にある発達特性 ＋ 対人・対環境・時間の流れが阻害的に作用 ＝ 生活障害がある発達障害＝発達障害

図 1-2　生活障害のない発達障害
（田中康雄．外来精神科診療シリーズ 発達障害，児童・思春期，てんかん，睡眠障害，認知症．2015[28]）より）

個人にある発達特性 ＋ 対人・対環境・時間の流れが補償的に作用 ＝ 生活障害がない発達障害≠発達障害

会うことがないからである．

　それでも，ある程度の年齢に達したとき，あるいは環境状況がその人を心身ともに追い詰めた場合，生活することにつまずき悩み，臨床現場で出会うことも時にはあるだろう．これは，対人・対環境により，その人の特性が色濃く動的に変化したことで，生活障害が生じたことを意味する．

　逆のパターンもある．対人・対環境により，特性が色薄くなり，動的に目立たなくなる場合である．

　不注意優勢型の ADHD と診断された小学 3 年生の少女がいた．その子は学校で特定の女児グループから毎日のようにからかわれ，いじめられていた．

　たまたま彼女は，両親の仕事の都合で，1 年間一家で別の土地で生活をすることになった．彼女はそこの小学校へ通うことになったが，これまでの彼女の境遇を心配していた両親は，担当教師に，わが子の ADHD についての説明をした．すると，事前に何度か彼女と話をした教師は「ADHD という特性への対応よりも，今，この子に必要なことは自信をもつことです」と断言した．この教師に励まされ，自分の言葉で自己主張することを学んだ彼女は，1 年後に家族とともに転居し，同じ小学校に戻って行った．

　学校には彼女をいじめていたグループが彼女を待っていて，さっそく彼女はグループに取り囲まれた．いじめっ子たちは，彼女のオレンジ色のフレームの眼鏡を口々にけなした．これで彼女は泣くだろうと，グループの皆が思ったとき，彼女は「私，この眼鏡が好きなの」と言い，毅然とその場から離れていった．

　日々の生活では，彼女の不注意にはまだまだ母親の協力が必要だった．しかし，別の土地に行く前にいじめにあい，傷つき落ち込んでいた彼女は，今まさに別人のよう

な成長変化を遂げたといえる．彼女の生活障害は，この時点では，ほとんど目立たなくなったといってよいだろう．

　私は人づてにこの話を聴いたとき，生活障害の改善は，診察室のなかではなく，生活のなかにこそあるということを学んだ．

　私たちが臨床で対応するのは，図 1-1[28] に示したように，個人の発達特性に対人・対環境が，タイミング悪く阻害的に作用したときに生じた生活障害のある発達障害である．図 1-2[28] に示したように，対人・対環境が，絶好のタイミングで補償的に作用すれば，生活障害のない発達障害と呼ばれる．この時点では私たちの臨床に登場することは少ないはずであろう．

　すると，臨床で目指す応援は，図 1-1 から図 1-2 への転換であり，阻害的な環境状況を補償的に変化させることであるといえよう．それは「正常」な社会に無理やりに組み込むことではなく，「正常」と思われていた社会が，本人にとってはつらい環境であったことを理解し，その環境をいかに補償的な状況に変えてかかわるかということになる．

8. DSM-5 からみた発達の障害（生活障害）

　それでも，一定の濃淡の姿，静的な特性については，基本的に理解しておかないといけない．無から有は生まれない．まず私たちは知るところから始めないといけない．

　前述したように DSM-5 では神経発達症群というカテゴリーにすべての発達障害をまとめた．これは，ある意味画期的なことであるといってよいだろう．これまで，知的障害と発達障害を分けていたこと，さらに国際的には ADHD を発達障害に位置づけていなかったことからすると，大転換である．

a. 神経発達症群 (neurodevelopmental disorders)

① 知的能力障害群 (intellectual disabilities)

　これまで知能指数（IQ）の結果からその重症度を分類していた知的障害が，臨床的評価と標準化された知能検査（DSM-5 では，知的能力障害をもつ人の数値を 65〜75〈70±5〉以下と定めた）によってある程度判断される知的機能の程度と，さらに日常生活活動における機能の程度という二本柱で判断されることになった．重症度分類にも，標準化された知能検査からの数値ではなく，知的機能の程度と日常生活活動における機能の程度といった総合的な生活能力が活用されたことは大きく評価されるだろう．しかも，この適応機能は，その後の支援や時間の経過とともに変化が生じるもので，固定した評価にとどまらない．

　確かに，数値的に低い方であっても生活能力が高い方はおられるし，生活能力にかなりの課題を抱えていても知能指数が決して低くない方もおられる．今回の定義は，臨床現場としては，十分に理解できる．ただし，IQ の数値を 65〜75（70±5）以下とするとしたが，DSM-5 でも IQ の「検査結果の解釈や知的能力の評価をするために，臨床的な訓練および判断が必要」と記載されるほど，ここには慎重な対応が求められる．さらに，生活の適応能力とは，環境状況に左右される場合が大きく，その結

果，同じ方でも生活環境状況によっては重症度に変化が生じてしまうことも予測できる．発達障害をもつ方が受ける福祉的サービスを重症度によって決定するわが国の場合，この2つの評価の困難さも浮き彫りになることが予測される．すなわち，個人の静的能力だけで判断するのではなく，生活という動的な状況での判断が求められるようになったことで，福祉的サービスの判定が，より困難となる可能性がでてきた．重症度により福祉的サービスを選定するわが国の方針に，かなりの難題が提起されたともいえよう．

② コミュニケーション症群（communication disorders）

言葉の遅れや構音の不明瞭さ，さらに吃音という現象に，それぞれ言語症（language disorder），語音症（speech sound disorder），小児期発症流暢症（childhood-onset fluency disorder）という診断名が提供された．

DSM-5では，このコミュニケーション症群に新たに社会的（語用論的）コミュニケーション症（social〈pragmatic〉communication disorder）という診断名が登場した．これは，自閉スペクトラム症の特性の一つである言語/非言語的なコミュニケーションのつまずきを認めながらも，明確なこだわりや感覚異常を認めないということで，自閉スペクトラム症とは異なると位置づけられたものである．

私の臨床経験では，これまで，言語/非言語的なコミュニケーションのつまずきという特性を認めつつ，明確なこだわりや感覚異常を認めない方々と出会うと，かなり以前は「非言語性学習障害」とかアスペルガー症候群と診断していた．非言語性学習障害とは，Rourkeら[29]によると，早い言語表出と語彙発達，著しい丸暗記記憶技術，細部への注意，早い読みに関する発達，優れた書字能力を含む特殊能力をもち，聴覚保持も強い一方で，協調運動障害，視空間認知，イメージや視覚想起の障害，社会的対人相互関係障害，数学的能力，視空間認知と関係づけの障害があるといわれ，アスペルガー症候群も高度の非言語性学習障害であると理解されていた．これに対して石川[30]は，ある患者をめぐり「（こうした曖昧な世界をもつ人を）診察した場合，自閉症研究家はアスペルガーと診断し，学習障害研究家は非言語性学習障害と診断する．大切なのは，それぞれの立場を明らかにしたうえで，臨床に貢献することである」と述べていた．

当時，臨床現場では，なかなか明確な診断がつかない，境界線の曖昧な方々と出会い，正直とまどいの連続であった．DSM主流の今では，少し過去の話である．これまでは，言語/非言語的なコミュニケーションのつまずきという特性を認めつつ，明確なこだわりや感覚異常を認めない方々には，「特定不能の広汎性発達障害」（DSM-IV-TR）とか「非定型自閉症」（ICD-10）と判断していたと思われる．今回の社会的（語用論的）コミュニケーション症は，これを，限局性学習症でも自閉スペクトラム症でもなく，コミュニケーション症群に入れたと理解できる．

ただし，明確なこだわりや感覚異常にも濃淡があり，加齢により増減する場合も経験する．加齢とともにこだわりが薄くなった方もおられるし，一時期こだわりが顕著に認められた方もおられる．症状自体の濃淡に変動があることもある．そもそも，自閉スペクトラム症とコミュニケーション症群に明確な境界線が引けないという理解も

成り立つ．発達障害そのものが大きなスペクトラムととらえることも，あながち間違いとはいえないだろう．

③ 自閉スペクトラム症（autism spectrum disorder：ASD）

これまで自閉性障害（自閉症）およびアスペルガー障害（アスペルガー症候群）と，これらを包括する名称であった広汎性発達障害が，DSM-5では消滅し，自閉スペクトラム症という名称で一括された．同時にこれまで三本柱と呼ばれていた症状特性である，① 社会的相互関係の障害，② コミュニケーションの障害，③ 想像力の障害は，① 社会的コミュニケーションの障害，② 限定された反復的な行動様式，の2つになり，② に感覚障害が加わった．

実際に，幼児期には知的障害と自閉症と診断した子が，就学後に知能指数が高くなり，知的障害のない自閉症と診断名を変更し，さらに小学校高学年になると言葉が達者になり，自閉症というよりもアスペルガー症候群と呼ぶべきかと診断が揺れ，思春期以降になると非定型自閉症，あるいは特定不能の広汎性発達障害という診断名に変更せざるをえないという経験をしたことがあるのは，私だけではないだろう．私は，これは自閉症圏という大きな括りのなかでの成長変化ととらえたほうがよいと考え，ある時期からすべて広汎性発達障害と理解し，細分類することを放棄した．今回，自閉スペクトラム症という名称で一括されたことは，私の臨床経験からすると，非常に納得できる．

④ 注意欠如・多動症（attention-deficit/hyperactivity disorder：ADHD）

通称ADHDと呼ばれるもので，DSM-5でも主症状である不注意，多動性，衝動性について大きな変化はない．ただし，これまで7歳までに症状が認められるべきとされていたところが12歳までにと年齢制限が引き上げられ，さらに症状必要項目が不注意9項目中6項目以上，17歳以上の青年期後期および成人では5項目以上，多動性・衝動性も9項目中6項目以上，17歳以上では5項目以上と，17歳以上では症状が軽症化していても診断がつくという設定に改められた．さらにこれまで認められなかった自閉スペクトラム症との併記診断も可能となった．

このADHDの診断基準の緩和により，診断される方が増えるのではないかと懸念されている．しかし，私自身は今回の変更点は実際の臨床場面で十分納得できるものである．特に不注意優勢型の方の場合，学齢期になってしばらく経過をみないと，その生活のつまずきに気づきにくい場合があり，それまでに自己評価が落ち，一人傷ついてしまっていることがある．成人になると，かなり自助努力で克服しようとし，結果，満たす症状項目が少なくなっている場合もある．これらは生活に適応しようとする発達そのものの力からして当然の変化なのである．しかし，本人の生活上のつらさは，子ども時代と比べて軽減しているわけではない．逆に成人になると支援者や理解者が少なくなり，追い詰められてしまっている場合も少なくない．

DSM-5でようやく解禁されたADHDと自閉スペクトラム症の併記診断については，すでにスウェーデンのGillbergら[31]がその存在を主張していた．

彼らが提唱したDAMP（deficit of attention, motor control and perception）症候

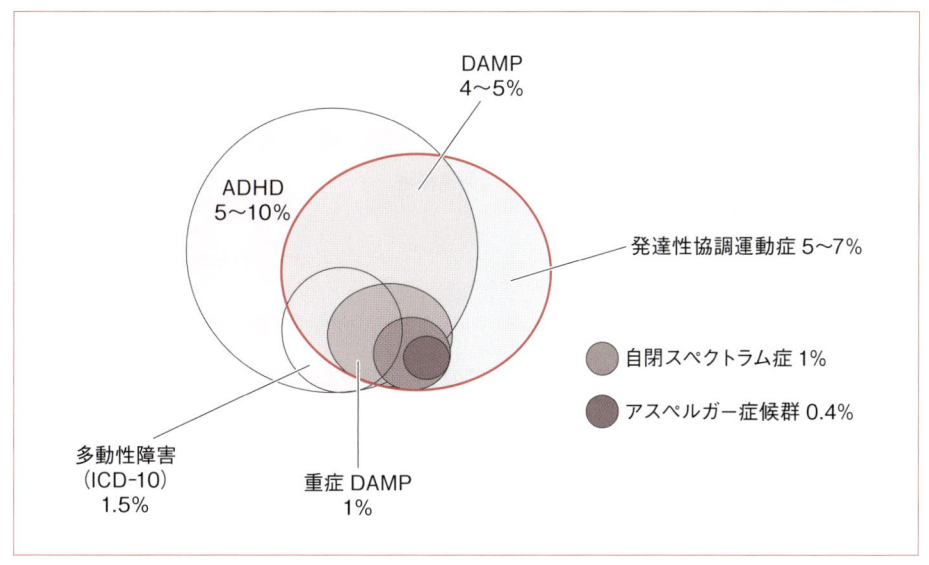

図 1-3　DAMP 症候群
ADHD：attention-dificit/hyperactivity disorder（注意欠如・多動症），DAMP：deficit of attention, motor control and perception

(Gillberg C. ADHD and Its Many Associated Problems. 2014[31] より)

群（図 1-3）とは，「注意・協調運動・認知の複合した障害」というように，ADHDと発達性協調運動障害と学習障害とアスペルガー症候群を中心とした自閉的傾向が重なり合っているといった考え方である．

　実際の臨床では，ADHD 傾向と協調運動の障害，さらに学習不振が重なり，軽度の広汎性発達障害あるいは，DSM-5 で新設された社会的（語用論的）コミュニケーション症が重なり合っている状態としかいいようのない状況に出くわすことがある．その意味で DAMP 症候群という概念は使い勝手がよい．何よりも，今どこに力点をおいて支援すべきかを考えるときに有益である．

⑤ 限局性学習症（specific learning disorder）

　これまで学習障害と呼ばれ，読字，書字，算数といった学習と学業的技能のつまずきとして判断されていた．DSM-5 では，この 3 つの学習のつまずきを限局性学習症と一括して診断するようにした．かねてから算数障害の方には，読字，書字のつまずきが重なっている場合もあると，3 つの学びを分類することの難しさを実感しており，これも妥当な改変であろう．

⑥ 運動症群（motor disorders）

　ここには，運動技能，特に協調運動の困難さを主症状とする発達性協調運動症（developmental coordination disorder：DCD），頭や手や体を律動的に，繰り返し，無目的に，動かし続ける常同運動症（stereotypic movement disorder）と，突発的かつ急速・反復性に，非律動性の運動または発声を示すチック症群（tic disorders）が含まれた．

　ここでの大きな改変は，チック症群を神経発達症群に入れたことであろう．たしか

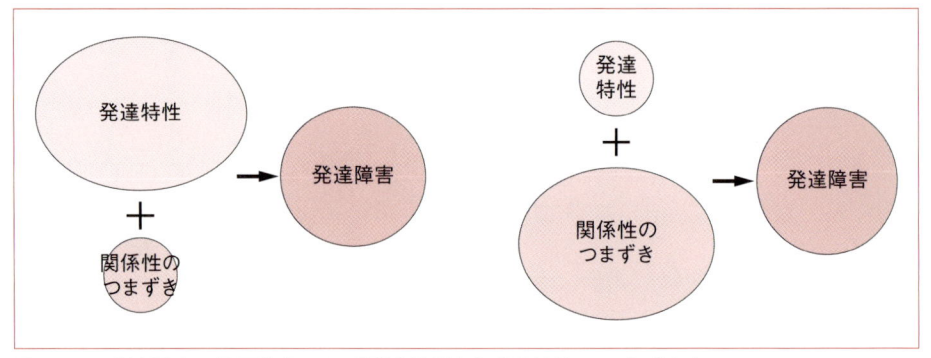

図 1-4　発達障害の原因としての「発達特性」と「関係性のつまずき」

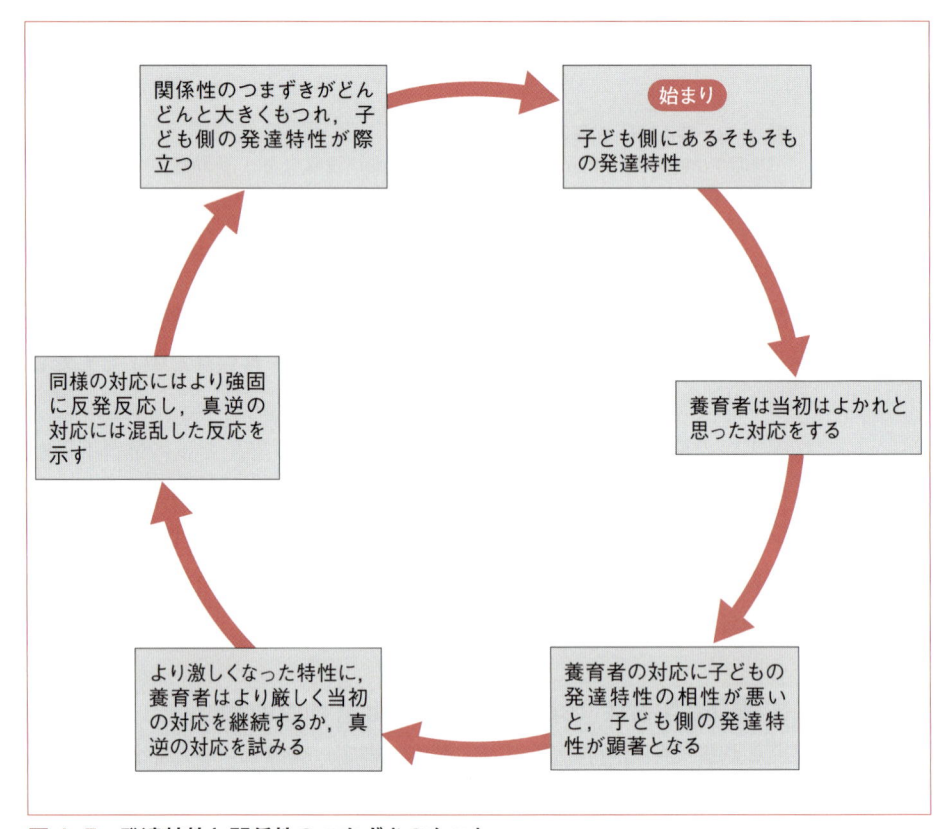

図 1-5　発達特性と関係性のつまずきのもつれ

にチック症群は，ADHD をはじめ多くの神経発達症群をもつ方に合併症として認められやすい．その一方で，一過性に出現して，消失する場合も少なくない．DSM-5 でも 1 年未満の軽症のチック症を暫定的チック症（provisional tic disorder）と位置づけている．原因論も種々あり，精神的ストレスで出現したり悪化することも知られており，心因性と考えられて習癖異常としての理解と，脳の基底核におけるドパミン系神経の過活動仮説など脳神経系に何かしらの課題があるという考え方もある．おそらく DSM-5 は，精神的ストレスが直接の引き金になっているというよりも，そもそも脳神経系の課題の存在を前提とし，精神的ストレス等はあくまでも脳の脆弱性を一

表 1-1　被虐待児症候群の主な臨床症状

症状の側面	臨床症状
① 身体面	打撲, 骨折・脱臼, 火傷, 頭部外傷, 内臓損傷, 脊椎損傷, 麻痺, 網膜剥離などの眼症状などの外傷と後遺症とも呼べるけいれん・てんかん, 低身長・低体重といった成長障害や飢餓からの栄養障害など
② 行動面	過食・盗食・異食・食欲不振といった食行動の異常, 便尿失禁, 自傷行為, 自殺企図, 緘黙, 虚言, 盗み・万引き, 家出徘徊, 火遊び・放火, いじめ, 暴力, 器物破損, 性的逸脱行動など
③ 精神・神経面	運動・言語・情緒発達の遅れ, 抑うつ, 希死念慮, 不眠, 過敏, 気分易変, 落ち着きがない, 無表情, 無気力, 大人の顔色をうかがう, パニック, 転換・解離現象, 心因性疼痛, チックなど

押ししただけという見解に立っていると私は理解した．ただし，チック症状には，それぞれ原因が異なる異種性のものから成り立つと理解したほうが，私には合点がいく．

b. 神経発達症群との鑑別あるいは併存する生活障害

図 1-1, 1-2 に示したように，個人にある発達の特性と対人・対環境・時間の流れが阻害的，補償的に関与したときに生活障害の有無が決まると述べたが，さらに対人・対環境・時間の流れが阻害的，これを「関係性のつまずき」と称したとき，その阻害的関与と発達の特性は常に均等でなくても臨床的には「生活障害がある発達障害」となる．

そもそも個人の発達特性と関係性のつまずきは，常に均等ではない．たとえば和が 4 になる整数の足し算式には，1＋3＝，2＋2＝，3＋1＝，の 3 つが存在する．つまり発達特性と関係性のつまずきは常に均等でなくても，見かけ上は「発達障害（生活障害がある発達障害）」になってしまう（図 1-4）．

関係性のつまずきが発達特性に比べて総体的に大きい場合でも，結果として発達障害にみえる．この発達の障害は，後天的な要素が強いもので，児童精神科臨床では被虐待児症候群がその代表格であり，DSM-5 では反応性アタッチメント障害（reactive attachment disorder）と脱抑制型対人交流障害（disinhibited social engagement disorder），さらに心的外傷後ストレス障害（posttraumatic stress disorder：PTSD）が関連した障害となる．これらは対人・対環境・時間の流れが阻害的に関与しており，関係性のつまずきはとても大きいものとなる．当然単独でも生活障害となりえるが，ここに発達の特性が絡むと，発達特性と関係性のつまずきのもつれ（図 1-5）が生じる．

① 被虐待児症候群（battered-child syndrome）

2000 年に施行され，2014 年に改正された「児童虐待の防止等に関する法律」第二条には，「『児童虐待』とは，保護者（親権を行う者，未成年後見人その他の者で，児童を現に監護するもの）がその監護する児童について行う次に掲げる行為をいう」として，① 身体的虐待，② 性的虐待，③ ネグレクト（養育の怠慢・放棄），④ 心理的虐待という 4 つの虐待を分類した．

その臨床的特徴を表 1-1 に簡単に記載するが，その多彩な症状は「安心感の提供の欠

如」から生じる不信感，被害感，自己評価の低下，逸脱した感情コントロールなどが底辺にあり，その関係性のつまずきの大きさが，発達障害の色を濃くしているといってよい．

　被虐待児症候群が発達に与える影響については，以前から多くの見解がある．古くは Appelbaum ら[32]が，虐待を受けた子どもたちの発達に，認知面，運動面に遅れを認め，デンバー発達検査法で4つの観察項目のうち3つ（個人 - 社会，微細運動 - 適応，言語）の遅れを認めた．さらに，成長障害[33]や，運動，言語，認知力の遅れ[34]，不注意，多動性[35]，社交性の欠如[36]，愛着障害[37]，自閉スペクトラム症類似の言動（autistic-like behaviors）[38]，ADHD類似の言動（ADHD-like symptom）[39]などが示唆されている．

　被虐待児症候群により，脳の器質的，機能的変化も認められる．虐待により慢性的なトラウマを呈した場合に認められる脳画像研究をレビューした遠藤ら[40]によると，上側頭回の体積増加，眼窩前頭皮質，前側頭極の血流増加，扁桃体や海馬の体積減少，脳梁の体積減少，下垂体の体積増大，下前頭回の血流低下，海馬の賦活低下などが示され，特に前頭葉から辺縁系にかけての異常所見が認められたという．

　すでに杉山[41]は，反応性アタッチメント障害を「虐待系の多動症状」と称し，反応性アタッチメント障害と ADHD との類似点と鑑別点を詳細に検討した．注目すべき点は，多動症状が ADHD では一日中認められるのに，反応性アタッチメント障害では夕方からハイテンションになりやすく，多動自体にムラがあるという指摘であろう．

　それでも私が経験している社会的養護の生活現場では，たとえば虐待系の多動症状と発達障害系の多動症状を明確に早々に鑑別することは難しい．図 1-5 に示したように，発達特性と関係性のつまずきがもつれにもつれている状態に，私は常に直面している．

　このようなもつれが激しくなくとも，そもそも被虐待児症候群の子どもたちとは心理的治療関係が築きにくい．彼らの大人への不信感から生じる挑発・挑戦的態度は，ある時期，際限なく繰り返される．支援者は容易に攻撃対象となり，子どもたちから反撃を受けているような錯覚を抱く．ここにある子どもたちの虐待体験の投影に，これまで虐待をしてきた大人とは違うという「はじめての対人関係」が子どもたちに伝導するまで，私たちは忍耐し続けないといけない．無力感を味わい，大人を追いつめる子どもによぎる悪しき思いは，己の養育者への思いでもある．私たちは耐え続けるなかで，無力感は抵抗むなしく支配され続けた子どもたちの思いに重なるものであることを追体験することができる．

② アタッチメント障害（attachment disorder）

　そもそもアタッチメントとは，情緒的絆と広く理解される言葉であるが，多様な意味をもつといわれている．青木[42]は，アタッチメントを①情緒的絆，②乳幼児のアタッチメント対象への行動，③乳幼児の行動を制御する複数のシステムの一つ，④乳幼児と養育者の多様な関係性の一つの領域という理解を示している．

　DSM-5 によると，この障害は，反応性アタッチメント障害と脱抑制型対人交流障害に二分される．いずれも不適切な養育状況と関連すると理解されている．前者は対

人面で過度に抑制され，励ましも効果がない恐れと過度の警戒性と自他への攻撃性を特徴とし，後者は見慣れない大人に積極的に近づき無選択的に誰彼かまわずべたべたし，社会的な脱抑制的行動を示す．DSM-5ではいずれも「まれな障害」と記されているが，臨床的には，発達障害と重なって生じたり，この両者がきれいに二分されずに混在した様相を呈したりし，経過中に反抗的，挑戦的態度から非行に至る場合もあるように思われる．

鑑別診断も難しく，前者は自閉スペクトラム症との鑑別が，後者はADHDとの区別が困難な場合が少なくない．

③ 心的外傷後ストレス障害 (posttraumatic stress disorder : PTSD)

DSM-5では，実際にまたは危うく死ぬ，重症を負う，性的暴力を受けるなどといったいくつかの出来事に曝露され，その後に関連したいくつかの侵入症状が認められ，その出来事に関連する苦痛の記憶や感情等を回避しようとしたり，出来事に関連した健忘や否定的な考え，関心の減退や孤立感，さらに出来事に関連した怒りや自己破壊的な言動，著しい警戒心，集中困難や睡眠障害といった覚醒度と反応性の著しい変化などを特徴としている．

DSM-5では児童虐待を心的外傷的出来事としているが，年少の子どもにおける発達上の退行が生じる可能性について述べるにとどめ，発達障害圏は鑑別診断にもおかれていない．唯一，前トラウマ要因の環境因に，低い知性が記載されている．

鑑別診断の項にあるパーソナリティ障害群 (personality disorders) において「曝露後に発症，または非常に悪化した対人関係における問題は（中略），曝露とは独立して予想できるパーソナリティ障害ではなく，心的外傷後ストレス障害の徴候かもしれない」という記載は，図1-4の発達という文字をパーソナリティと置き換えることで私は納得できる．

④ 不安症群 (anxiety disorders)

過剰な恐怖や不安と，関連した臨床症状を示す一群として，不安症群は発達障害圏との鑑別が難しいときが少なくない．

子どもの場合，愛着をもつ人からの分離に際し，過剰な恐怖，不安を強く訴える分離不安症 (separation anxiety disorder) や，自宅では雄弁なのに，一歩社会に出たときにほとんど言葉を発さない選択性緘黙 (selective mutism) は，それぞれ診断基準で発達障害圏とは異なると明記されている．しかし，臨床場面では，合併症と思われる経験も少なくない．さらに思春期後半から青年期前後に，人前に出られない，人前で話せないという社交不安症を認める場合も，発達障害圏の特性が背後に持続していた場合もあり，鑑別は難航する．

⑤ 秩序破壊的・衝動制御・素行症群 (disruptive, impulse-control, and conduct disorders)

DSM-5では，情動や行動の自己制御に問題がある状態を，素行症 (conduct disorder) や反抗挑発症 (oppositional defiant disorder) という診断で秩序破壊的・

衝動制御・素行症群のなかに位置づけた．これは著しい攻撃性の発露や，他人の権利を侵害し，主要な社会的規範を侵害する状態を意味する．

反抗挑発症は，怒りっぽくて口論好きで挑発的，かつ執念深さが特徴的で，不適切な養育環境との関連が指摘されている．

間欠爆発症（intermittent explosive disorder）とは，反復的に急激に問題を起こす衝動的で攻撃性に満ちた行動を示すもので，既往歴に外傷体験がある場合は，発症のリスクが高い．

素行症とは，他者の基本的人権または社会的規範を反復して侵害し，小児期発症例ではADHDをはじめ，他の発達上の困難さを合併していることが少なくない．

DSM-IV-TRまではADHDと素行障害，反抗挑戦性障害の3つが注意欠如および破壊的行動障害というグループとして括られていた．経過のなかで，一部が反抗挑戦性障害に至り，その一部が行為障害に移行し，成人に至り反社会的パーソナリティ障害に進展する，という破壊的行動障害マーチ（disruptive behavior disorders march）という見解があった[43]．現在はADHDにおける二次障害，あるいは被虐待児症候群のADHD類似の言動として考えられている．

⑥ 重篤気分調節症（disruptive mood dysregulation disorder）

DSM-5で新しく追加された抑うつ障害群（depressive disorders）に属した障害で，言語的，行動的に認められる激しい繰り返されるかんしゃく発作で診断される．6歳以下または18歳以上で初めて診断すべきではないとされ，10歳以前から症状が出現するといわれる．

DSM-5では，この障害が単独でみられることはまれであり，上記の秩序破壊的・衝動制御・素行症群との併存が多いという．しかし，私の臨床を振り返っても，確かに，この年齢で激しいかんしゃくを示す子どもたちはいた．これまでは，破壊的行動障害マーチと括り，かかわりの難しい子どもたちとして，あるいは，自閉スペクトラム症で愛着対象が狭小化していて，継続的な不安やパニックを示し続けていたと理解していた．さらに，その一部は被虐待児症候群圏であったり，そこまででなくても不適切な生活環境要因を慎重に検討する必要もあった．

しかし，そのなかでも特に生活環境に大きな乱れがなく，全体に保護的な生活空間が提供されているにもかかわらず，自閉スペクトラム症やADHDの診断だけでは説明できないほどの激しく繰り返されるかんしゃくを示し続ける子どもたちも，思い返せばいた．彼らは長い年月で徐々に穏やかになり，DSM-5にあるように「この状態の症状は一般的に子どもから成人期へ移行するにつれて減少」し，症状の激しさも消退していった．

それでも，私の力不足から，症状が激しい小学校時代，家庭生活を安定化させることができず，きょうだいへ及ぼす影響も大きく，家族の結束が乱れ，時には離婚などの哀しい結末を迎えた方々もいた．加齢により症状の激しさは収まるとはいっても，日々の生活は，本当に厳しく，たいへんだったことを思いだす．

⑦ 統合失調症スペクトラム障害（schizophrenia spectrum disorder）

　思春期青年期以降成人において，最近この診断名のある方ご自身やご家族が，もしかして発達障害圏，特に自閉スペクトラム症ではないかという思いを抱き，相談にみえる場合が増えてきた．

　しかし，臨床上この両者の鑑別は，それほど容易ではないと思っている．

　確かに乳幼児期から現在までの育ちと生活史を細かく尋ねていくと，基盤にあったのは自閉スペクトラム症であろうととらえることができ，今の病態を理解することができる場合がある．あるいは，確かに，自閉スペクトラム症的な発達の様相は否定できないけれど，現状は不連続的な生活全般の変化（病状）をみせており，「今は」統合失調症スペクトラム障害と考え治療を行ったほうがよい場合もある．

　DSM-5では，統合失調症スペクトラム障害のなかに，陽性の精神病症状の持続期間が1か月未満の場合を短期精神病性障害（brief psychotic disorder）とし，持続期間が1か月以上6か月未満を統合失調症様障害（schizophreniaform disorder）とし，6か月以上症状が持続する場合を統合失調症（schizophrenia）と位置づけた．

　臨床経験では，発達障害圏，特に自閉スペクトラム症のある方に，急性の情動不安定から錯乱に近い夢幻様状態を認める場合がある．古典的には非定型性精神病，あるいは月経に関連した周期的発症であれば周期性精神病の範疇として対応してきたものである．DSM-5には，この古典的名称はない．私が診ている自閉スペクトラム症と診断した方のなかに，短期精神病性障害と診断せざるをえない状態を示す方は確かにいる．もっとも，表出する病状は激しいが，経過をみていくと，明らかなストレス因が関与しており，適応障害圏で理解可能な場合もある．

　臨床上の問題としては，統合失調症として治療を受けている方のなかに，実は自閉スペクトラム症がその病態の中心と考えられる場合があるときである．杉山[44]は自閉スペクトラム症における統合失調症様症状として幻覚妄想，被害念慮，緊張病症候群などをあげ，見誤る可能性が高いことを示した．症状の鑑別以上に重要な点は，抗精神病薬の治療計画に大差があるということである．杉山[44]は発達障害圏に対しては，精神科薬のかなりの少量処方を勧めている．

　一方，そもそも統合失調症と自閉スペクトラム症は合併・併存がありうるかという問いもある．Petty[45]らは「自閉症では一般人口での発症より高い頻度で精神分裂病（ママ）が見られる」と主張し，Volkmer[46]らは「自閉症例（163例）を追跡調査し」，「1例だけ（0.6％）精神分裂病（ママ）の症状を示し」，「これは一般人口における比率とほぼ等しい」と報告し，Pettyの説と対立した．DSM-5では，「自閉スペクトラム症またはコミュニケーション症をもつ人が併存症として統合失調症をもつと診断されるためには，統合失調のすべての症状の基準を満たし，最低1か月の顕著な妄想または幻覚がなければならない」と記されており，これでは一足飛びに併存症としての統合失調症，特に短期精神病性障害の診断がなされる可能性が秘められる．

　かつて，山中[47]は，統合失調症の中核を「自然な自明性の喪失」を基本症状とする寡症状性とし，アスペルガー型の中核を統合失調症の中核とし，アスペルガー型の辺縁群を統合失調気質に，カナー型の辺縁群を器質群とする，統合失調症＝広汎性発

達障害という立場を主張していたように私は理解している．そしてこれは現在の「連続性」という視点に，大きくつながる．

一方，松尾ら[48]は，成人で発症した精神障害患者における自閉症的特性／症状の存在について検討を行い，大うつ病性障害寛解例を除く成人発症の精神障害患者の約半数に，高レベルの自閉症様特性／症状を有する割合を認め，成人発症の精神障害の背景にある自閉症様特性／症状を評価することで適切な治療計画が立つことを主張した．

いずれも唯一絶対の回答があるわけではない．個々の病態と経過に付き添いながら，診断，治療に向き合うしかないだろう．

統合失調症スペクトラム障害と自閉スペクトラム症の異同については，私はまだ迷いの森にいる．

すでに，「両者は，直観診断において明確な違いを示す」と述べた内海[49]と，「臨床的に自閉症を診察したこともないのに，どこか直感的に，ああこれは統合失調症と連続性，カナーが言っているのはまたちょっと違う意味なのかもしれないけれども，連続性があるな」と述べた木村[50]という対比もある．私は迷いながらも私の臨床感覚を磨き続けるしかないと判断している．

⑧ パーソナリティ障害群（personality disorders）

さらに悩ましいのが，パーソナリティ障害群である．DSM-5 でも DSM-IV-TR に沿った内容で更新しつつ，別に不完全ながら DSM-5 モデルを提案している．DSM-IV-TR に沿った内容では，シゾイドパーソナリティ障害と自閉スペクトラム症との鑑別が非常に困難であると表記し，統合失調型パーソナリティ障害と自閉スペクトラム症と言語コミュニケーション症との鑑別が非常に困難と記している．ここに異論はないように思われる．

さらに DSM-5 モデルでは，そもそも，ただ 1 つのパーソナリティ障害に一致する症状型を示すことは少なく，次元的に考えようとしている．また，全般的な基準を自己と対人関係により構成されるパーソナリティ機能のレベルと否定的感情，離脱，対立，脱抑制，精神病性の 5 つを病的パーソナリティ特性と位置づけた．DSM-5 モデルでは，神経発達症群との鑑別にはいっさいふれていないが，機能レベルを評価するとおのずと自閉スペクトラム症と言語コミュニケーション症との鑑別が問題視されるように思われる．

私は，基本的に臨床場面でパーソナリティ障害を主診断とする方と向き合うことが少ない．この診断名はそもそも診察をし続け，最後の最後に行き着いた場合に私は採用するようにしている．そのため臨床場面で，パーソナリティ障害と診断することはきわめて少ないし，私が気がつかないだけかも知れないが，すべての類型のプロトタイプと出会えた経験がない．

DSM-5 で採用する機能と特性とを重視するなら，個人的には DSM-IV-TR の多軸評定の II 軸をパーソナリティの機能の特性として，対象者を全人的に評価できるような視点のほうが理解しやすい．

⑨ その他

　ほかにも，発達障害圏の特性をもつ方には，睡眠リズムの障害がみられやすい．集団になじめずに不登校やひきこもりになっていくと，自室でオンラインゲームにはまることが少なくなく，その一部に今後DSM-5でも枠付されていくインターネットゲーム障害（internet gaming disorder）と呼ばれる問題を併せもつと考えるべき方もいるだろう．結果，昼夜逆転の生活になることもある．それだけでなく，睡眠リズムが乱れやすいのか過眠症（hypersomnia）を示したり，時にはレストレスレッグス症候群（restless legs syndrome）や周期性四肢運動障害（periodic limb movements in sleep：PLMS）という睡眠障害の診断がつく場合もある．

　また，発達障害圏の特性をもつ方に，自傷行為や摂食障害といった「故意に自分の健康を害する行動」を認める場合もある．青年期以降の場合，極端な希死念慮を頻回に訴え続ける方もいる．それほど多くは経験していないが，ギャンブル障害（gambling disorder）を併せもつ方とも出会う．

　その多くで，実際の日常生活が自らの希望や理想とかけ離れてしまい，「今さら何をしても」という諦めと，「今後に何も期待できない」という将来への絶望的な言葉を聴くことは少なくない．

9. その人の心のありように近づく診断の意味を考える

a. スタンダードなガイドラインとしてのDSM-5

　以上，DSM-5で細分化された発達障害圏と，それに関連した一部の病態の特性を列挙した．しかし，これはあくまでも私なりの理解である．DSM-5の記述は，私の理解力の問題だろうが，正直読めば読むほど曖昧な印象で，特に鑑別診断の項を読んでいくと，「で，結局はどうなんだ」と口に出るほど途方にくれ，白黒つけることが，土台困難であるということを痛感する．

　そもそも，多面的な人間の心のありようと所作が，逸脱していると評価されたとき，ではどのカテゴリーが最も妥当なのかと，迷いの森に入り込んで，仮の出口に行き着くのが精神医学の一部であり，狭義の診断である．そしてそこを出発点にして，治療展開というまた別の森へ足を踏み入れる．できる限り迷い子にならないよう状態を可視化し，パターン的に分類しようとし，地図を書き続けるのも精神医学である．

　DSM-5では種々の重なりをそぎ落とし，暫定的に細分化された名称が採用されるように，択一的態度に向かいやすい．しかし，精神医学的診断は，どこまでいっても「暫定的」であり，決定的ではない．どうしても恣意的であり，時代のさまざまな影響を受けている．その意味でDSM-5は「今」を診断するためのガイドラインにすぎない．

　私たちは，そのガイドラインを活用しながら，個々の思いに近づき，診断という診立てを行い，ケースバイケースの生活の応援を試みる．

b. 臨床診断の原則

　そのガイドラインを手にしても，私は常に診断にとまどう．「障害の共存と障害間の症状の共有」は「例外であるよりむしろ一般的にみられるものである」というGillberg[51]の指摘は，臨床的には非常に合点がいく．私が出会う方々は，臨床あるいは日常でみられる発達の障害を重ね合わせている場合が少なくない．さらに，生活環境との葛藤からの精神的症状が付加される．私が臨床で出会う多くの方々は，一人ひとりが種々の重なりから個別の課題を抱き，個々の生活のなかで，呻吟している．

　山下[52]は，診断とは「基本的には人間が人間を診ること」で，そのために「診察者と受診者が互いに語り合い，問いつ問われつしながら人間的交流を深める共同作業」と述べている．また西丸は，「大切なことは精神科の患者では根気よく精神的な既往をしらべてみることです．十分に患者の気持ちを知ってそれから判断をするのです．……検査には何かの方法があるわけでもなく，本当に患者の悩みの奥まで人間的に入り込み何とか解決してやろうという好意があるだけでよいのです．これを面倒くさがらないことが大切なのです．一人の患者に一月も二月もかかります」と述べている．

　いずれも，人として節度と限度をわきまえて誠実に向き合う所作を診断，診立ての原則としている．

　そのうえで，診断する目的は，その状態を共通言語に置き換えることで，情報共有を図り，治療選択と経過を推定することができる可能性があるからである．ただし，図 1-4，1-5 でも示したように，発達障害は生活のなかでさまざまに姿を変える可能性がある．関係性のなかで，生活の障害が軽減したり，増悪したりする，非常に流動的なものである．私は，個人差と不確実性に彩られた個々の「発達」という変化現象の日々の目撃者でもある．

第2章

ライフサイクルからみた面接の工夫と治療の実際

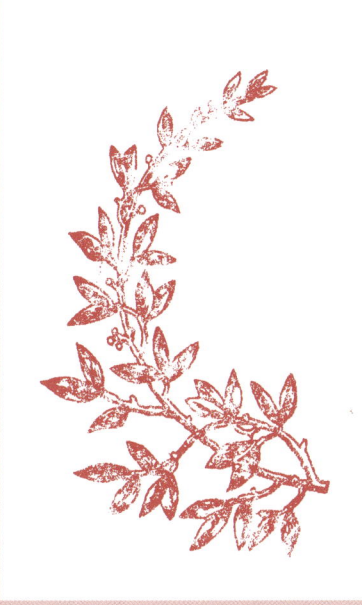

1. 面接で心がける3つの視点

　私は，どの年齢層の方が相談にみえた場合でも，主たる問題がどこに位置づけられているかということを重視して以下の3つの視点で状況を評価するようにしている．

　第1の視点は，当事者，ここでは「発達の歩みを心配されているその人（子）」に向けられる．その人（子）個人内に，どのような課題があるのかに注目する．そのうえでその人（子）にどのように向き合うか，接近するか，私の心のチューニングを行う．

　第2の視点は，その当事者にかかわる関係者に，どのような悩みや葛藤があるかに着目する．当事者の他者とのかかわり，友人関係のほかに，幼児期は主たる養育者の心の悩みや，育てにくさへの苦しさ，徐々にかかわる専門職者としての保育士や教師の悩みという当事者との関係性のなかに潜む課題に注目して心を寄せる．

　第3の視点は，当事者から始まった課題から，周辺の個々人の生活のありようにさまざまな影を落としていくなかで生じる課題に思いを馳せる．親が親になるうえでの葛藤の背景にある，親が子ども時代に清算できなかった己の親との葛藤や，当事者の最も近くで生活を営むきょうだいの思いや葛藤を，それぞれを主人公にして目配りをする．

　この複雑なありようの変化を前にして，私たち臨床家は本来縦断面で判断するべきところを，どうしても横断面で評価決定してしまいやすい．

　今展開している事態は，発達という連続した時間軸のなかの出来事である．上記の3つの視点を行きつ戻りつしながら，まず真っ先にどこに注目し，どのひずみやもつれに着手するかを判断する．そのために，私たちは，その優先順位と緊急性を評価し，計画性をもって向き合わねばならない．しかも，その見通しは，常に変更を余儀なくされる変化のなか，柔軟な対応が求められる．結果，できるところから手を付ける，ということも心がけるべきである．

　そのためには，診断分類のガイドラインのほかに，ある程度発達という連続した時間軸のなかにおける心の危機についてのガイドラインを整理しておく必要がある．

2. ライフサイクルにおける心の危機

a. 親になる前の心の危機

　妊娠が明らかになり母親になろうとする人にとって，これまでどのような母親イメージを形成してきたかは大きな鍵になる．どのような母親にどのように育てられ，どのような父親がどのように関与し，家族がどのように形成され，成長自立に際して，どのような出来事があったかが，「親になるひな形」を作る．これは，父親になる男性も同様である．

　妊娠が判明した時は，喜びととまどい，将来の希望と不安が生じる．周囲がどのよ

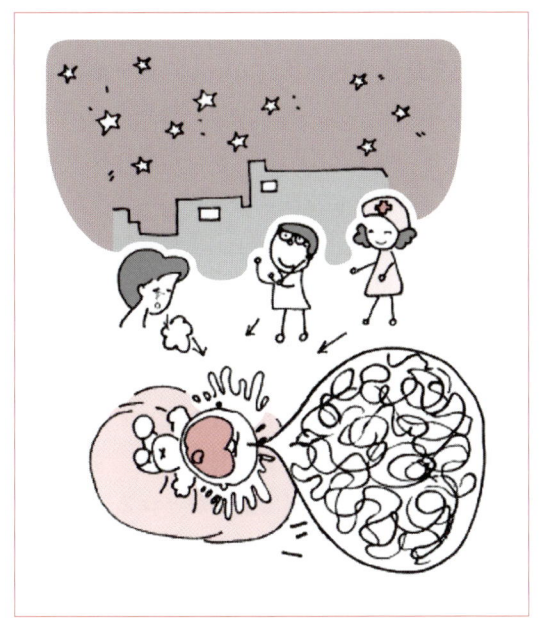

図2-1　生まれた直後の様子
　　　　（海保静子．育児の認識学．1999．p54[1]より）

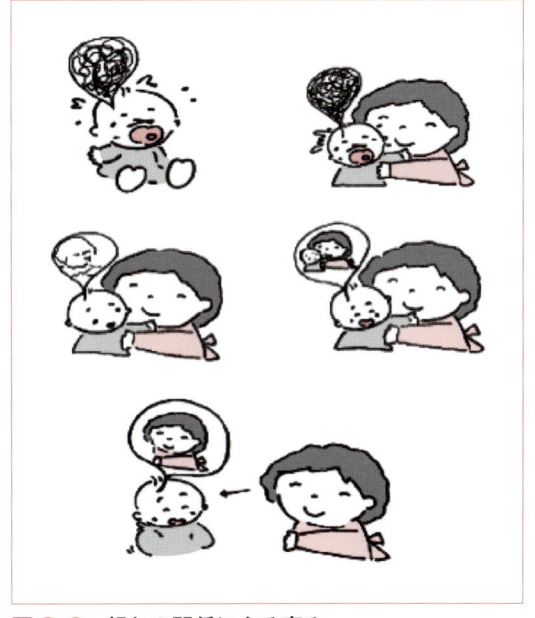

図2-2　親との関係による育み
　　　　（海保静子．育児の認識学．1999．p97[1]より）

うな理解と祝福を贈るかは，親になる者へ大きな影響を及ぼす．胎動を感じ始めると，「わが子」の存在がより現実味を増す．近い将来生まれてくるわが子の様子，性別を空想し，新たな登場人物との新しい生活にさまざまな思いを馳せる．希望や夢だけでなく，障害の有無や，経済的課題，夫や周囲の家族との関係に不安をもつこともあるだろう．こうした時期を経て，妊婦は出産し母親になる．まだ見ぬわが子へどのような感情をもち出産を迎えるかは，周囲，特に配偶者の関与の影響は大きく，胎児の発達と並行して母性が準備される．

b. 出産から幼児期前半までの心の危機

　図2-1は，海保[1]による生まれた直後の赤ちゃんの頭の中の認識を絵にしたものである．私はこの絵から次のように想像し疑問に思った．赤ちゃんは，臍帯を切られた瞬間に，一気に肺胞を膨らませ，脳をはじめ身体に酸素を取り込む．そのために激しく泣くという．しかし，本来，この時期は少なくとも他者との関係性のなかに生じる喜怒哀楽はまだ芽生えていない．外界に登場したばかりで，なぜわれわれは，肺胞を膨らませ，呼吸を開始するためとはいっても，「泣く」のだろう．図2-1の子どもの頭の中を，もし文字で表せたら，「ここはどこなの？ ぼくはだれなの？ ぼくはどうなるの？ 何もわからない，こわいよ，だれか助けてよ」というようなものではないだろうか．

　私は，ここに根源的な孤独感を感じる．明らかに「たった一人で生まれてきた子ども」にとって，この社会は寄る辺なく，不安を強くし，恐怖に満ちた世界のはずである．この不安を除去する働きが，親という関係者による，無償の愛情と奉仕に満ちた関与であり，それによって子どもは安心と安全と，一人ではないという認識をもつの

ではないだろうか．

　図2-2は，同じく海保[1]が赤ちゃんが感覚を感情へ転化していく過程を絵にしたものである．私はここに母子の関係性をみる思いがした．乳児期は，母親との関係性のなかで，空腹時に母乳を与えられ，寒いときに暖めてもらい，眠いときに穏やかに眠りに就かせてもらうという，ほどほどに守られた安全な生活の保障のもとで，自らの生きるための欲求が満たされることを経験し続ける．それが子どもに，社会で生きる希望を与えると同時に，この世界のルールに自律的に反応していこうとする意思を芽生えさせる．それが養育者を介しての日常生活の基本的行動の学び，いわゆる躾と称される養育者による行為の受容へつながる．

　これは一方的な強制ではなく，母からの要求に応えたり，自分でしたいと選択し主張してみたりするなかで，徐々に「自分で行う」という自律性を獲得する．すると子どもたちは達成感と自己評価を得て，徐々に母とのあいだに距離がとれるようになる．

　私は，後に自閉スペクトラム症（autism spectrum disorder：ASD）と診断される子どもたちは，生来的に敏感と鈍感の両極端の五感をもって「それが当たり前」として日々の生活を送っている，と考えている．私はASDをもつ人々を，外界の温度や臭い，口からの栄養摂取のときの舌触りやのどを通っていく感覚に過剰に反応し，耳に入ってくるさまざまな音に怯え，他者に触れられる，何かを身にまとう，といった皮膚感覚を通して，驚異と不安を休みなく抱き続けて生活している方々だと理解している．無力と孤立のなかで，他者に委ねることで得る安心という関係づくりが生来的に非常に難しい方々と理解している．

　一方で，注意欠如・多動症（attention-deficit/hyperactivity disorder：ADHD）と後に診断されるであろう子どもたちは，その周辺刺激すべてに生来的に過剰に反応してしまう忙しさと衝動性をもち，安心を与える主たる養育者と他者との識別を曖昧なままにして，孤独感を埋めているのではないかと理解している．重要な他者とのあいだで本来得るべき安心という関係づくりにあまりこだわらず，曖昧でおぼろげななかで進んでいくと思われる．

　一方で，本来それらの関係性のなかで安定した二者関係を築ける力を生来的にもっていても，不適切な養育という関係性のなかで安心を手に入れることが長きにわたりさえぎられていると，上記のようなASDあるいはADHD的な言動を結果的に示すようになる可能性（被虐待児症候群と診断されるだろう）も納得がいく．

　表2-1は，子どもが3歳までに親（母）から分離，自立していこうとする育ちを分離-個体化（separation-individuation）の過程として位置づけたMahlerら[2]の理論である．それによると，3か月までの自閉期における母子一体感は，まさに養育者との愛着の絆づくりであり，その後の共生期を安全に過ごすことで，初めて子どもは，分化期という課題に直面できることがわかる．ASDの特性は，生来の感覚過敏さから，自閉期，共生期における保護的安心を受け入れがたく，ADHDは，この時期を一貫して穏やかには進展しにくい特性をもっている．当然，不適切な養育，虐待行為は，この時期のどこでつまずいたかによって得た保護的経験の深度によって異な

表 2-1　Mahler らによる乳幼児期の分離-個体化過程

生後	時期	内容
～3 か月	自閉期	自己と外界の区別のつかない時期（母子一体感）
3～4 か月	共生期	母親を自分の要求を満たし，保護してくれるかどうかを感知しはじめる（ぼんやりした対象へ）
5～8 か月	分化期	自己という経験の核が生まれる 記憶が痕跡として残る 母親が特定の他者として認知される
9～16 か月	練習期	母親からの分離を練習する
16～24 か月	再接近期	孤立したときの弱さと，母親の存在価値の確認 人間関係の始まり
25～36 か月	個体化期	母親という存在を精神内界に築く

ると思われる．

　精神科臨床の現場には，この時期，発達障害があるやなしやということで登場しやすい．家族は自ら疑いつつも否定したい気持ちと否定しきれない思いで同伴するが，この時期は，子ども以上に親をねぎらい励ます必要がある．この時期，最も大切なことは，とまどっている親への肯定的評価とねぎらい，そして十分な休息である．

c. 幼児期後半の心の危機

　3 歳から 6 歳までの幼児期後半は，自発性すなわち自己主張が課題となる．言葉で自分の思いをより明確に伝えるようになり，時に嘘をつくこともできるようになる．活動範囲もより広がり，危険な遊び（高いところに登る，ものを投げる）を好むようになる．親の制止と子どもの主張の争いが続き，勝手にしなさいという親に困惑し，泣きすがり，時にそっぽを向いて自分の足で歩き始める．この時期はまさに日々親への依存と親からの精神独立の葛藤が繰り返される．

　精神科臨床の現場では，発達障害からの生きにくさは，集団社会への不適応や，腹痛や頭痛といった心身症状のサインとして出現しやすい．家で心配し不安を抱く親も場合によっては支援が必要となることもある．

　この時期になると，思い通りに育ってくれないわが子を前に，親，特に母親はとまどいや自信喪失感を抱くことがある．わが国では，いまだに子育ては母親一人の責任と考えられやすい．その重責のなか，理想的な言動を示さない子どもは，上手に育てることができなかった親側の育児能力への評価となりやすい．孤立した育児，自責的な育児のなかで，発達障害傾向のある子どもとの向き合いは，疲弊感と無力感と自罰的な思いをつくりやすい．時にそこに，結果的に不適切な養育が二次的に重なってしまうことも，否定することはできないだろう．この時期に最も大切なことは，頑張っている親へのねぎらいと肩代わり，そして肯定的評価と十分な休息の提供である．

d. 学童期の心の危機

　学童期とは，小学校に入学し，大人への変化を示す二次性徴の発現前までの時期である．課題は，保育所，幼稚園と異なり，家庭とも異なる，確固とした生活ルールの

ある学校という世界で折り合いをつけて生きることを学ぶことである．

ただし，現在この「確固とした生活ルールのある世界」が強調される学校生活と，学校以外の生活のあり方が連続的でない印象があり，子どもたちが折り合いをつけて生きることは難しくなっているように思われる．

それでも一人でいる時間とみんなで過ごす時間を経験するなかで，子どもたちは家族以外の近い年齢の友人とつながることで，自己を支え，親からの別離に耐える力を育む．当然，この時期に上手に友人関係が成立しないと，強い孤独感や時に劣等感を抱くこともある．学業の難しさに直面したり，いじめの体験が，自己評価を貶め，対人関係に失望をもたらしてしまうこともある．

精神科臨床の現場では，発達障害からの生きにくさは，集団社会への溶け込みにくさや，不条理といった感覚をつくりだしやすく，自己評価を低め，学習意欲の低下を導きだしやすい．家では衝突する親子関係をみせることもある．

Havighurst[3]は，この時期，①遊びと身体的技術の学習，②心構えの育成，③仲間とうまくやる学習，④適切な性的役割の学習，⑤読み・書き・計算の基本的技術の習得，⑥日常生活に必要な概念の発達，⑦良心・道徳性・価値観の確立，⑧社会集団や諸制度に対する民主的な態度の発達，を子どもにある課題として列挙している．

最近は，仲間づくりや友達関係づくりのツールとしてITが活用されるが，つながりづくりに有効に作用する反面，頻繁なやり取りに終始することで，生活リズムに支障をきたしたり，誤解や表現不足から疎外されたりいじめのきっかけになることもある．

親は，将来の生活の安定のために，学習結果という成果を得ようとかかわり，時に学校にわが子への対応をめぐっての交渉を重ねることもある．わが子のために八面六臂の活躍をしたり，逆にわが子との衝突が激しくなったりと，思春期を前に「わが子のためを思って」の強い感情的なかかわりが展開する．

この時期精神科臨床として大切なことは，親にはできるだけ「客観的かつ現実的な情報」を提示しながら，わが子の行く末の未来予想図を複数選出し，一緒にできることから，多くの関係者と連携しながらの対応を勧めていくことである．これまでの上下関係としての親子関係から，並行関係に近い親子関係へ置き換えて，その周辺に親以外にわが子を力づける他者がたくさんいることを，親にまず提示することである．

e．思春期の心の危機

子ども時代から大人時代に移行する過渡期である．通常，思春期は，性ホルモンにより性機能の著しい発達をみせる二次性徴とそれに続く性衝動で始まる．男子では，①性器の発育，②声変わり，③射精，④陰毛・腋毛の発生，⑤ひげや胸毛が濃くなる，⑥筋肉の発育などの身体変化が認められ，女子では，①性器の発育，②乳房が大きくなる，③初潮とそれに続く月経，④恥毛・腋毛の発生，⑤皮下脂肪の蓄積などで，この外面的な身体の変化と内面から突き上がる本能的衝動に，子どもたちは向き合う．

また，それまで親とのあいだで成立していた基本的信頼感を踏み台に，親からの精神的離脱を始める時でもある．この精神的な別れは，子どもにとっては一種の喪失体験となり，心理的な危機ともいえる一大事である．その状況で子どもたちは孤独を経験することになる．

　こうした，身体的変化，親子関係の変化，他者関係の変化の3つの変化に直面し，"私"との直面と"他者"との出会いを通して自己を統合していくことが思春期の課題といえる．年齢的には，中学校進学後から高校卒業までの時期の12〜18歳程度ととらえる．

　現代社会の課題は，身体的変化が加速度的に早まっている一方で，他者関係を上手に成立させることができにくくなり，家族との精神的離脱が遅れてしまい，幼児期後半にみられる親への依存と親からの精神的独立の葛藤がただただ激しさを増している状態といった印象がある．

　そのようななかでも，"私"との直面は過酷に進み，自分は何者か，自分はどう見られているか？といった自己評価，他者評価に子どもたちは強くさらされる．この時期，他者からの助言や意見に対して，個人攻撃されたと過敏に取りやすく，周囲から信用されていないといった不全感を強く抱きやすく，外部からの情報などにも影響を受けやすく，感情的にも揺れ動く．不安で自信なく，憂うつ感を抱いているかと思えば，非常に主観的，自己中心的で，きわめて断定的な決めつけをし，何でもできそうだといった万能感を抱きやすいといった「思春期心性」が顕在化する．本来，これらは親友という密接な他者の介入により解決していくのだが，上記のようなツールとしてのITは，非言語的コミュニケーションが差し出されにくく，情動的な深まりに乏しい状況をつくりやすい．結果，友人・仲間に対する思いは，より表面的な気遣いを強くし，正面切ってぶつかり合うことを避け，匿名性の出会いとなりやすく，真の"私"をそこに登場させることができないままになる．

　精神科臨床を訪れる発達障害をもつ方々は，自己破壊的，あるいはひきこもり的，あるいは強い不安感や無力感といったサブクリニカルな心理状態を抱え，具体的な日常生活に行きづまっている．

　並行関係になりつつあった親は，わが子の思春期に己を重ね合わせ，重ならない部分も含め，わが子への羨望・自慢（よくできた，もったいないくらいの子ども）と後悔とも取れる愚痴（自分が子どもだったときには容易に処理できたことなのに）という両価的な態度をとりやすい．

　同時に，親も中年期となり，わが子の将来，自立をめぐりさまざまな憂慮を抱きやすい．

　この時期は，改めて夫婦の絆が問われる時期でもある．家族全体の崩れやすいバランスをどう維持するかが親に求められることとなる．

f. 青年期以降の心の危機

　青年期から成人期の課題は，社会的・精神的・経済的自立を一つの指標とする．親への依存から脱却し，自分自身で生き方を選択し，その決定と責務を負うことで自立

心が形成される．ただし，最近は思春期の課題である家族との精神的離脱ができないまま過ごし，就職後も親と生活を共にし経済的自立が遅れたり，結婚を強く望まないことも少なくない．もっとも，こうした青年期の延長は今に始まったことではなく，かつてモラトリアムの時代と呼ばれた70年代の後半，あるいは80年代に一世を風靡した「スチューデント・アパシー」という用語で，就職の先延ばし，あるいは，社会に出ることを躊躇する傾向がすでに指摘されていた．最近は新型うつ病がその傾向の一部を継承しているように思われる．

　この時期，精神科臨床には，発達障害の特性が悪循環的に顕在化し，日々の生活に大きくつまずいてしまうと，無力感，無気力，ひきこもり，抑うつ感，強迫的言動，心身症状，自傷や自己破壊的行為，職場での不適応，IT関係でのゲームやSNS依存といった，多様化し，時にサブクリニカル化した状態で相談にみえる方と，その対応に途方にくれる家族が登場する．時にこれらの多様な症状に加えて，一過性の精神病状態をみせることで，基盤にある発達障害に気づかれにくい場合もあり，別の精神状態として診断され，治療されている場合もある．

　この時期は，親の高齢化も進み，わが子の将来，自立に強い焦りが生じていたり，改めてきょうだい葛藤が浮上する場合もある．家族全体のバランスの維持が重要であるが，それ以上に誰がキーパーソンになるのかを査定し，地域全体で使える資源と福祉的対策を検討し，家族という閉塞した単位からコミュニティでの解決を求める方向へ進めることが重要となる．

3. ライフサイクルによる面接の工夫と治療の実際

a. 出生後から就園まで

① 臨床現場に持ち込まれる主な受診理由

　この時期は，子ども自らが相談したい内容をもっているわけではなく，そのほとんどは養育者が受診動機をもつ．この時期に持ち込まれる養育者の動機は，
　ⅰ) 子どもの発達，育ちにおける養育者の不安
　ⅱ) 子どもが示す言動による養育者の困り感
　ⅲ) 子育て中に浮上した養育者の思い
の3つが単独で，あるいは交錯して存在する．

　「育てていて，どうも上のお姉ちゃんと確実に違う道を歩んでいるって感じました．実は，私のいとこの子が発達障害っていわれていて，この子が生まれる前から，時々遊びに行ってかかわっていたので．何となく，あの子に似ているなって．いとこに訊いたら，『私も，そんな気がしていた』って言われて」

　養育過程で，わが子の発達，育ちに不安を抱く母親は，すでに身近に同じような子どもが存在していたり，第2子以降で，それまでの子育てとの比較で違和感を感じて

いる場合もある．

　しかし，わが子の発達，育ちに不安があっても，それが何かしらの障害で，早くに専門機関に行ってみようと思うまでには，相当のとまどいがある．私は何度かさまざまな親の会を対象に調査をした．それによると，親がわが子の育ちに不安を抱き，どこか違うなと感じる時期は3歳前からだったという．
　すると，自治体主催で実施される1歳半と3歳の乳幼児の定期的な健康診査（通称，健診）は親の背中を上手に押す役割のほうが求められているように思われる．だがより大切なことは，親の気持ちに寄り添うことであり，これまでの子育てをねぎらい手を添える相談対応になってほしいと思う．

　1歳半の健診で発達障害を疑われた母は，担当の保健師から「おそらく自閉症の可能性があると思います．こちらにある医療機関に相談されることをお勧めします」と言われ，B5判の「相談出来る医療機関一覧」を手渡された．呆然としながらもわが子の手を引き自宅に戻り，片っ端から電話をしても，どの医療機関も受診には3か月や半年以上も待たないといけないと言われ，母は途方にくれた．

　かつて私は，数人の母親が健診前に，自宅でわが子に健診で使う積木の積み上げと絵カードを見せて言葉で表現させるという予習を行い，ある程度の完成の後に健診に出かけたという話を聴いた．早期の子育てに奮闘している親にとって，健診でどう評価されるのかはかなりのストレスと課題になっていると，当時私は痛感した．
　実際，「健診がまるでいままでの子育ての通信簿を受け取るような」状況であることを述べた川邊[4]は，それでも「発達面に問題が疑われたなら，このような養育者の状態を配慮しながらも，しっかりと問題を伝えていく必要がある」と述べている．異論はないが，問題を伝えるときは，同時に今からできる対応策も提示する必要がある．それがB5判の「相談出来る医療機関一覧」では，親は安堵できない．
　健診では，「発達面の問題」が疑われる以前に，この子がこの子として，きちんと発達してきた状況が評価され，そのように育んできた親が讃えられるべきである．その後に，この子を育てるうえにあると思われる「育てにくさ」(それが子ども側の生きづらさでもあり，保健師が把握した問題なのである)へ話をつないでいく必要がある．それが「このような養育者の状態を配慮」することを意味する．
　問題は，この子の発達面のつまずきに焦点化するのではない．この子が，今の発達状況で現実社会をどう上手に生きることができるかである．発達してきた状況と養育のありようを思い描きながら，どのような生活の障害があるのかに注目したいのである．ゆえに，健診で保健師は，親のこれまでの養育をねぎらい，敬いながら，さらなる養育を無理しない範囲で励ましていく．それは，「障害の可能性」を伝える前にあるいは同時に，この子を親としてここまで育ててきたことを讃え，さらに今後どのようにかかわることが望ましいか，もっとわが子の心に近づくためには，何ができるか，を前向きに伝えることになる．

それでも，「障害の可能性」というテーマは隠し通せるものではない．たとえ保育，医療の専門家であっても，ひとたび親になると，その受け止めにはかなり躊躇してしまうものである．

　言葉が遅い3歳の男児を連れてきた母親は，これまで保健福祉現場で多くの子どもの育ちにかかわってきた．「相談に来られた母親には，早めに相談に行きましょうねって言ってきたのだけれど，さすがにわが子になると，男の子は口が重たいっていうしとか，どうしても仕事が忙しくて話しかける機会が少ないからとか，ほんとに自分でいろいろと言い訳のような理由を考えてしまって．早めの相談を勧めてきた私がいちばん遅くなってしまって」と涙した．
　私は「いえ，皆さん，同じ思いのようですよ」と伝えるのが精一杯である．

　一般に子どもにある障害を受容していく過程には，衝撃・拒否・悲嘆・抑うつ・受容といったDrotar[5]の段階説と，成長発達の節目ごとに親が一喜一憂するというOlshansky[6]の慢性的悲嘆説がある．
　段階説によれば，発達障害のある子の親は，事態が医学的に明確になり，診断名が告げられたときは大きなショックを受けるという．その後，その診断（名）を，否認・拒否するようになる．しかし，親は，わが子の育ちと時間的経過から，最初の自分自身の判断の正しさに思い至り，まず怒りや哀しみという情緒的な嵐の時を越えて，積極的に子どもの問題に向き合おうとする．最初それは，原因究明の動きであったり（ドクターショッピング），訓練のための動きであったりと，障害の消失に向けての努力であることが多い．その後，再び障害の深さに向き合い，情緒的な嵐にさらされる．このとき，思い描いていた「障害のない子ども」という対象を失ったという「対象喪失」体験を経て，気分の落ち込みとともに「障害のあるわが子」を受け止めていく受容の段階に至る．
　一方，慢性的悲嘆説は，子どもが歩き始める時期，言葉を話すようになる時期，就学時，思春期時期，高校進学時など，誰の目にも明らかな成長・発達の時期，人生の節目節目ごとに親は気持ちが行きつ戻りつを繰り返すという考え方を指す．
　いずれも，子どもにある障害に，真正面から向き合うことの困難性を説いている．養育者に求められることは，障害を受け入れることではなく，障害に対する価値観の転換であるが，その過程には身近な者たちの支えと（多くの）時間を要する．
　さらに中田[7]が論じているように，養育者は，発達に何かしら不安のあるわが子を前に，知らず知らずに自分を責めており，夫婦の意見が食い違い，葛藤が生じやすいなかで相談にみえるのである．健診に行く前から，何かしらの葛藤を，迷いを，親は日々の子育てから抱いているのである．
　なかには，「この子のことが，どうしてもかわいく思えないんです」という台詞を口にされる親と出会う．どの親も一生懸命に子育てしてきている．その途上でこうした言葉を口にするしかないほど，自分の子育てへの構えに落ちこみ，自己批判されていると私は理解する．

「言葉が出ないのは，それはまだ仕方がないなと思うようにしているんです．でも，私が疲れていても容赦なくあれこれ要求して，しまいには大泣きして，私の髪を引っぱったり，つねったりする．本当に痛いんです．でも，それは，私がこの子にちゃんと向き合おうとしていないことへの怒りというか．見透かされているようで，怖いっていうか．でも，ほんとに時々，この子のことが，どうしてもかわいいって思えないんです」

日々の育児に疲弊し，ネガティブな考えに支配されている．実際，そう話す母に近づき，膝に抱っこされてニコニコする子どもをみると，2人の関係性は決して悪いわけではないと感じられる．親の言動が，子どもから発せられる困らせる言動でコントロールされているとも考えにくい．おそらくは，手応えの少ない日々の育児のなかで，母自身で自分を良い自分と認めることができない悪循環に陥っているのである．

母親とはこうあるべきといった，理想的な展開を目標とされている場合や，これまでの人生で，良き結果こそが大切と指摘，あるいは理解してきた方は，ポジティブな結果が出ないなかで，自分を責め，時に子どもの存在を否定しがちとなる．また一方では，良い結果が出せない母親と，周囲から否定的に評価されてしまうのではないだろうか，とおそれ，そうした評価をつくりだすわが子の存在を疎ましく思ってしまう親もいる．「この子のことが，どうしてもかわいく思えないんです」という台詞には，この子の育てにくさは，私の育てる力量不足であると周囲も思っているし自身もそう感じるという，子育てのなかで自己評価が貶められた結果である場合が少なくない．

養育過程で，子どもが示す困らせる言動に困って受診される親は，その言動への対応策を知りたいだけではない．その前に，困らせる言動の原因がこの子にあるのか，私の子育ての仕方からなのかを正しく知りたいという思いが隠れている場合があることを忘れてはいけない．そして，そこに他者からの良き評価やねぎらいをわずかにでも期待されていることも忘れてはいけない．

実際の母親の心理的体験の変化を聴き取り調査した氏家[8]によると，母親は基本的に子どもにどう向き合い，ふるまうべきかを知識と経験により知っているが，出産後しばらくは，その行動＝思考＝感情システムがうまく機能していないという．育児という作業を通しての成功体験を通じて，新たな状況への適応を助ける現実知覚＝評価様式を身につける必要があるという．ここに，子育ての難しさがあると思われる．目の前の子どもの心，要求を，手に取るように半歩先を察知できる母親はまずいない．また，子育てそのものが初めての場合，その見通しのもてなさが，さまざまな困難性を浮き彫りにすることは，想像にかたくない．

氏家[8]の調査では，このときのうまくいきにくさを母親は，① 自分の努力不足，② 夫や周囲のせい，③ 子どものせい，としているという．これらの原因に対して，消極的あるいは責任転嫁していけば，① は母親の精神衛生に影を落とし，抑うつ感情を生み出しやすく，② は家族周囲の不和や衝突を生みやすく，③ は子どもへの不適切な関係を生じやすくすることが私には予測できる．一方でこれらに対処する課題として，① はもっと努力をしようとし，② は周囲に理解と援助を求めることになる

だろう．しかし，その2つが限界に達し改善できない場合，明るい対処が探しにくい③に至ると，その結末は不適切なかかわりあいになりやすいのかもしれない．すなわち氏家の調査は，親になる過程において子どもに向き合うことの難しさだけでなく，不適切な対応に向かいやすい点も明らかにしていることになる．まさしく子育ては，うまくいかなくてあたりまえと思えるほどたいへんな作業，労苦なのである．

発達障害の場合，実際は③の子ども側の要因が大きいのだが，それでも多くの母親は①か②に原因を求め子どもに向き合う．

いわゆる「早期発見」の利点は，今あるたいへんさは①でも②でもなく，まず③から派生していたことができるだけ早く伝達され，これまでの養育にねぎらいと賞賛を十分にもらうことが可能となる点にある．その後，保健師は，具体的な共通対応策を提示し，かかわりが難しい子どもへの新たなかかわりを応援する．

時に親は，この難しい子育てを通しながら，自己評価が落ちていく，あるいは改めて己の周囲からの評価を気にし始める場合がある．そのなかでさまざまな思いが浮上してくる．時に，そこに自分が子ども時代に，自分の親からどのようなかかわりを提供されてきたかという過去への振り返りが生じる場合がある．

前述の氏家[8]によれば，新たな状況への適応を助ける現実知覚＝評価様式を身につけるために，母親は図書館，本屋，インターネットを駆使して，公的知識，他者の経験，文化的価値に依存的になるも，そこから得るものは少なく，結果，多くの母親は，自分自身がこれまでどのように育てられてきたかという，これまでの体験記憶が活性化したなかで，「新しい行動＝思考＝感情システム」を構築し，自信をもって子どもと子育てに向き合うことができる，という．私は，活性化した体験記憶の中身を想像してみた．

「私の叱り方が私の親にそっくりなんです．なのに，母は私に『そんなに，厳しく叱らなくても』と言います．私の時は，もっとひどく叱ったくせにと，腹が立って，腹が立って」

これは，自らが育てられてきた記憶が鮮明に現れたことを意味する．そもそも，育ては文化的・社会的価値観に曝されながらも，非常に伝承的な行為であるといえる．その伝達された行為に付着した感情が生々しく想起されるのも，この時期の母の苦悩を強化する可能性がある．

② **面接に臨む前に**

この時期にある養育者の心配や不安の解消，あるいは子どもの言動の意味づけには，医療からの診断が役立つ場合がある．

しかし，この人生早期において，私は早々に診断名をあてがうことに躊躇する．そもそも，発達障害とは複合的な色彩をもち，それぞれの特性が重なり合い，細分化されたカテゴリーにきちんと収まるようなものではない．この時期の「何かしらの遅れ」を現時点で的確に示しているのは，Gillberg[9]によるESSENCE概念であろう．

表 2-2　5 歳までに認められる ESSENCE の兆候

兆候	参考文献
運動の異常	Gillberg. 2009
全般的な発達の遅れ	Gillberg. 2009
会話と言語の遅れ	Law. 2008
社会的相互交渉・コミュニケーションの問題	Wing. 2005
行動の問題	Hill, et al. 2006
多動・衝動性	Biederman, et al. 2003
寡動	Lundervold, et al. 2011
不注意・聴いていない	Bishop, et al. 1999
睡眠の問題	Stores. 2006
食事の困難さ	Wright, et al. 2010

（Gillberg C. ADHD and Its Many Associated Problems. 2014[10] より）

　Gillberg[9] は，臨床現場における ① 全般的な発達，② コミュニケーションと言語，③ 社会的相互関係，④ 協調運動，⑤ 注意，⑥ 活動性，⑦ 行動，⑧ 気分，⑨ 睡眠の領域で 3 歳から 5 歳未満で何かしら心配な面がある場合，それを early symptomatic syndromes eliciting neurodevelopmental clinical examinations（神経発達的臨床診察によって引き出される早期兆候症候群），その頭文字を取り ESSENCE と命名した．もちろんこれは診断名ではないが，この兆候に丁寧にかかわることで，高度な専門的支援を早期から受けることができると Gillberg[9] は主張しているのである．**表 2-2** はその兆候の一覧である[10]．

　私は，この兆候から急ぎ診断名に結びつけることではなく，何かしらの発達障害圏の症状が存在している可能性があると控えめに，しかし積極的に現状を認識し，これらの兆候に対する生活支援を早々に検討することが重要であると考える．

　Gillberg[10] は ESSENCE に含まれる障害，症候群についても検討している．それが **表 2-3** である．それを見ると，そもそも ESSENCE の兆候が発達障害を前提にすることができないことがわかる．それどころか，もっと広い視野で子どもたちの将来を見据えた支援をすることが求められている．つまり，個々の早急な診断よりも，子どもたちが示す兆候に対する適切な支援を提供することの重要性を Gillberg[10] は唱えていると思われる．

　私は，この ESSENCE という概念を活用することで，DSM-5 に代表されるような細分化された診断カテゴリーを乳幼児期の子どもの状態に無理やりあてはめようとしたり，排他的に検討したりすることから解放され，今必要な支援を柔軟に活用することができると信じている．

　乳幼児期に出会う養育者が本当に欲しているのは，診断名ではなく，自信をもってわが子に向き合える手立てなのである．

③ 面接の工夫

　おそらく主たる養育者は，日々の絶え間ないかかわりのなかで，わが子の育ち具合

表 2-3 ESSENCE に含まれる障害・症候群

障害・症候群	有病率	主たる参考文献
注意欠如・多動症	5 %	Swanson, et al. 2009
発達性協調運動症	5 %	Kadesjö, Gillberg. 1999
反抗挑発症/重篤気分調節症	4 %	Plisyka. 2000/Copeland, et al. 2013
チック症/トゥレット症	1 %	Comings. 1990
自閉スペクトラム症	1 %	Coleman, Gillberg. 2012
言語症	4 %	Minscalco, et al. 2006
学習障害	1.5 %	Gillberg, Söderstöm. 2003
非言語性学習障害	不明	Rourke. 1988
双極性感情障害/大うつ病	まれ	Biederman, et al. 2003
行動表現型症候群	0.7 %	O'Brein. 2006
まれなてんかん症候群	0.01〜0.4 %	Aicardi, et al. 2009
PANDAS (pediatric autoimmune neuropsychiatric disorders associated with streptococcal infection；溶連菌感染症に関連した小児自己免疫性神経精神疾患)	不明	Swedo, et al. 2010
反応性アタッチメント障害	1 %	Sadiq, et al. 2012
重複を考慮した総計	7〜10 %	Gillberg. 1995

(Gillberg C. ADHD and Its Many Associated Problems. 2014[10] より)

を直観する．その一部は，うちの子は内気なの，やんちゃ，おくて，といった個々にある個性，特性の範疇でとらえ，「そのような子」としてわが子を理解し，かかわろうとする．そしてかかわり続ける．

そのなかで，養育の先輩である祖母から，あるいは健診会場の保健師から，改めて，わが子の育ち具合を査定評価される．うすうす気がついていたが，かぶりを振り目をつぶってきた「心配事」が眼の前に現れる．

わが子は，出生後から就園までという，きわめて「発展途上」で，今後どういった進化をみせるかまったくの未知数という段階にいる．そこに向き合う養育者もまだまだ初心者マークをはがしたくない自信のなさのなかにいる．その日々のなかで受けた種々の助言と，常に浮遊していた己の否定できない思いを抱え，ひょっとしてこれは（やはり）「遅れかも」という危惧と不安をもち，養育者は意を決して，診察室のドアを開ける．できれば取り越し苦労でしたね，という一言を期待し，しかし，短い時間ではあるが，おそらく人生のなかで最も密度の濃い関係性のなかで気づいた直観に否定できる要素はないだろう，という哀しい自信をもち，主たる養育者はわが子を連れて，ドアを開け診察室へと入ってくる．

私は，不安と覚悟という表裏一体の思いを抱えた主たる養育者とその子と，出会う．今日の出会いは彼らの今後の人生において，忘れることのない出来事であると記憶するであろうと心がけ，私は出会う．

おそらく受診理由すらも自覚なく，漠然とした不安のなかで診察室に入ってきたその子に，私は，よくいらっしゃいました，という心をこめて「こんにちは」と挨拶し，自己紹介する．子どもの表情と動きを見ながら，その子の隣に座る養育者の思いに心

を重ねる．失礼なことのないように，言葉を慎重に選び，今日ここに来られた理由，相談場所である診察室で，相談したい内容について聴き取る．

　いくら乳幼児とはいっても不安な気持ちで語る親の隣にいることは，居心地が悪いものであろう．時には，親の表情が見えないように，親の背後隅に設置しているおもちゃなどで遊んでいてもらう．親から離れがたくしている場合は，親に抱っこしてもらいながら，筆談で面接を行う場合もある．診察室を離れることが可能な子には，時に，看護師などのスタッフに相手をしてもらう．そこでの遊びの様子，関心のもち方，スタッフとかかわる様子すべてが診断するうえで参考になる．

　最初の面接ですべてを明らかにするべきではないし，相談者の不安や疑問にすべて答えてはいけない．相談者の不安や疑問への回答は，そんな簡単なことではないことを強調し，慎重に発達の，育ちの経過を追う必要性があることを伝える．これまで親が一生懸命に向き合ってきて，それでも解決できないでいたことすべてが一挙に氷解してしまうという奇跡より，これから一緒にこの子の育ちにつきあっていくことの許可証をいただくのが，最初の面接の目的である．

　それでも再び来てくれる場所となるために，また来ようと思っていただくために，そのつどわかる小さなことを積み上げながら，毎回小さな目標は立てておく．今度来るまでには，このようなかかわりを心がけてみませんか，家族全体の情報共有のために次回はお父さんにも来てもらいましょうか，ちょっと睡眠パターンを記録してみますか，今日教えていただいた言動が，どのようなときにみられやすいかメモしてください，あるいは，次回はこの子の秘めた力を探る意味でも発達検査をしてみましょう，とか，である．また歓待する環境整備として，診察室だけでなく，クリニック全体が穏やかで落ち着いた雰囲気のなか，子どもが寛げるような小さなぬいぐるみやおもちゃをさりげなく置いておく必要がある．

　「今日は，いつものパズルがないの？」と，2歳の男子が診察室でいきなり口にした．前回まったく取り付く島もない様子で隅で遊んでいた彼が，退出間際に，ちょこっとだけ触れたパズルである．「あっ，ごめん．今持ってくるね，いや，よく忘れないでいてくれたね」と，別の部屋から，お目当てのパズルを持ってきて，その子に手渡した．

　「あっ，新しいおもちゃだ」と，3歳の女子が歓声を上げた．と同時に「前の赤い屋根のお家はどこにいったの？」と哀しそうに尋ねた．

　前回受診してから数か月は経っているのに，本当に記憶力が良い．「前のお家，こわれちゃってリフォームしたんだ」とふざけつつ，私は「いやー，侮れませんね」と，苦笑している母へ声をかける．

　多くの養育者は，わが子が音に過敏なこと，まだ言葉を発していないこと，自力でトイレにいけないこと，奇声をあげること，勝手に走り去ってしまうこと，何度言ってもいうことを聴いてくれないこと，などが，「どうして」なのかを明らかにし，「どうしたら」改善するかを知るために，受診される．謎が氷解し，適切な対応を知りた

いと願う．当然のことである．何とかしたいからこそ，覚悟して来てくれたのだから．

　私は残念ながら，その回答をすべて提供できるほどの万能さは持ち合わせていない．それどころか，この子の5分後の変化，7日後の，1か月後の成長変化を予測することすらできない．

　私は一緒に，どうしてか，どうすべきかを考える．成長には時間が必要なこと，その前に事態を理解するには時間がかかるであろうことを説明し，常に来てくれた覚悟に敬意を表し，不安に同調し，一緒に考え続けていく約束をする．そのなかで，たとえば，その音はとても不快で大嫌いなものであるのだろうから，それは遠ざけましょうと，避けることを「今すぐできること」として親のかかわりとして提示する．そんな小さなお土産を手渡し，次回の受診日の設定をする．

　その過程のなかでも，前述するその子にある「軽んじてはいけない能力」が秀でた才能であることを伝え続けたい．「この子の記憶力は一つの才能ですね」と．

　初回の面接で開示されることはまれであるが，子育て中に浮上した親自身の葛藤に向き合う必要が生じる場合もある．これまでそれは，「発達障害のあるわが子を育てる親の苦悩」と理解してきた．私は，ここ数年かかわり続けていると，まさに，子ども時代から存在し続け，時にその方を苦しめることにもなっていた親自身の「生きづらさ」という生活障害であることに気づくことも多くなった．その場合は，親としてではなく，悩みを抱えた人として別に受診してもらい，対応するようにしている．

④ これからのかかわりを示す

　主たる養育者の疲れ具合を見極め，物理的かつ経済的に可能なかかわり方で，今すぐできることを提示する．この時期の対応に特効薬はない．子どもの育ちを信じて，一定のかかわりを一貫して，丁寧にし続けることにつきる．

　不安の強い子どもには，どうしたら安心と安全を提供できるかに腐心し，無理強いや強制を控える．「大丈夫，安心して」というメッセージを伝えることが主眼である．半歩斜め後ろに位置したところで，そっと寄り添っているだけでもよい．声かけする場合は，声を落としてゆっくりと単文で「えらいなぁ」，「じょうずに描けたね」，「おもしろい」といった，今何かをしている子どもの行動に目を向け評価することである．

　まずは一生懸命生きている姿を賞賛し，子どもの見つけた態度，方法を支持する．「もっと，こうしたほうが」とかの指導をしない．不安の多くは五感の鋭さと見通しがつかないことに起因している．

　この時期は，そうした不安感を抱え日々を送るわが子を守る思いでかかわっていただくような提案をする．極端なことをいえば，嫌がるところには近づかない（君子危うきに近寄らず作戦），たとえば音に敏感で耳を塞ぎ続ける子どもには，可能な限りの静寂の提供と，この子にとっての騒音を回避するための工夫をする．しばらくは，親が守り人となることで，子どもは安心感を提供してくれる重要な人として認識していく．時に，イヤーマフの提案をしたり，リモコンなどは手の届くところに置かずに

養育者が管理調整し，テレビのボリュームを一定の音以上にならないように気をつける．また，日々の生活でも絵や写真で行動の予定を提示して，できるだけ1日の流れ，過ごし方が一目瞭然で伝わるように準備する．その場合，必ずその子が「見て」くれていることだけは確認する．

　ある母に，この子は絵や写真で示すと見通しがもてるはずですと伝えた．次回，笑顔で登場した母はA4判のスケッチ帳を持参していた．「先生に言われて，スケッチ帳を買って，この子に言葉だけでなく，絵にして伝えていたら，この子もよく見てくれて，理解してくれているようです．先日，車で3時間遠出したのですが，2人で後部座席で，行程を絵にして見せ，最後に着いたおじいちゃんの家で寝ますと布団で寝ている子どもの絵を描いたら，まだ言葉の少ないこの子が，『Zzz』って書き込んだんです．これって寝ているって記号ですよね．もうおかしくて」と，母は笑いながら涙を見せた．
　「それにしても，お母さんの絵，上手ですね」と感想を述べたら，「私，漫研だったんです」と今度は屈託のない笑顔を見せた．

　言葉が遅い場合も，無理に言葉を引き出そうとせずに，語りかける側が多弁になるほうがよい．「さて，食器を片付けよう．落として割れないように気をつけよう．冷蔵庫，開けるよ．ほら，開いた」など，自らの行動を言葉で実況中継することを勧めるときもある．心に浮かんだ思いも「アー，寒い」，「うれしいな」などと声に出して表現してもらう．この世に言葉があるという事実とその役割の素晴らしさを伝道するつもりで声に出してもらう．私が見本を示すが，多くの親にそんな恥ずかしいことをするのかと苦笑される．同時に何か画期的な手段を求めた果てが大声のひとりごとで拍子抜けした表情をみせる親もいる．
　落ち着きを欠く子どもの場合は，その忙しい行動を責めないようにお願いする．落ち着くように言っても，無理な場合が少なくない．じっとし続けることが苦手なのだから，協力者を求め，公園など多少走り回れてけがをしにくい場所に連れ出す．自宅では，その子の興味関心を探り，わずかでも立ち止まらせることができたら，養育者は自画自賛してよい．
　不器用な子どもには手を貸して，器用な模範演技を見せる．本人がやる気になるまでは，代わりに行う．自ら望んでやるまで，情けない体験をさせてはいけない．いずれ自ら挑戦しようと思ってくれる．自ら望んでの失敗は「なにくそ」という思いを抱かせる．
　日々の生活で今からできる子どもへの助言は，主たる養育者の大きな忍耐のうえに成り立つ．これだけでも親は賞賛に値する．養育者には，耐えることと，待つことの大切さを知ってもらう．金の卵は1日1個しか手に入らないけれど，待つことで，毎日手に入れることができる．鶏のおなかを割いて，その時に3つの金の卵を手に入れても，明日からは決して手に入れることができない．「子どもの育ちを待ちましょう．待つことで，私たちも気長になれます．成長するんです」ということを強調したい．

それでも疲労困憊の日々である．いかに気分転換をしているか，時々教えてもらう．

　ある母は，家族全員が寝てから小一時間，一人で起きてリビングで大好きなお菓子をつまみながら，これも大好きなDVDを一人鑑賞するのが至福の時と述べた．別の母は，月に一度，父に子育てを委託し部屋に籠もるという．それぞれが小さな，しかし，大切な過ごし方で，疲れを発散させようとしている．

　かかわりは長い時を必要とする．決死の覚悟で歩み始めるのではなく，わずかのゆとりと，いつでも軌道変更をしてよいといういい加減さが求められる．張りつめた弦は切れやすい．たるみすぎると音も出ない．何事もほどほどがよい．ほどほどでよい．

⑤ 関係機関との連携
　この時期に活用できる連携は，家族の結束と相互のねぎらいが第一である．主たる養育者の配偶者は，相手をねぎらうのが苦手な場合が多い．この時期男性の配偶者は，家族のなかにある「心配」から最も遠いところで，主たる養育者をただただ，叱咤激励しては，丸投げしてしまう傾向にある．仕事が忙しいという大義もある．時に主たる養育者が配偶者からの物理的・精神的支援がないことで，孤立感を抱き続けたり，時に責められる対応，場合によってはハラスメントといえるほどのかかわりのなかで無力感，自責感を強くもってしまっている場合もある．

　主たる養育者の支えは自らの親であったり，きょうだいであったり，身近な知人・友人（たとえばママ友）だったりする．しかし，それもまったく期待できない場合もある．

　子どもが登場する前から，主たる養育者が両親，特に自らの母に強い葛藤を抱いている場合は，より関係が悪化する場合もある．良かれと思っての養育への助言が，すべて批判としてとらえられてしまうこともある．何かしらの障害という場合，遺伝的要素として両家の家系にそうした方がいるかどうかが議論される場合もある．

　また，転勤などにより，身近な知人・友人が周囲にいないとき，あるいは主たる養育者自身が，対人関係において緊張しやすく，安易に身近な知人・友人がつくりがたい性分をもっている場合などでは，想像以上の孤立感に苛まれ，心身ともに追いつめられてしまうこともある．主たる養育者が自らの悩みを抱え診察を求める場合もある．

　「最近，特にこれといったわけはないのですが，涙もろくなって，朝から家事育児にやる気がでないんです．これではダメだと思うのですが．以前はテレビなど見ても笑えたのに，今はテレビの音も煩わしいというか，つらくて」と語った母親に，軽度の抑うつ状態の診断がつき，母親の治療を優先する必要が生じる場合もある．

　主たる養育を担う母を支援するには，今の養育を讃え，できるだけ自分のための時

間が作れるように生活の工夫を一緒に考える．見える資源，実際に活用できる資源の提供は役立つ情報となる．

　地域によっては，市町村や大学内部や認定こども園に，子育て支援センターが設置されている場合がある．これは，育児不安等の相談や，子育てサークル活動を支援したり，地域の保育資源の情報提供を担う機関である．

　しかし，この時期は，まだわが子に障害の診断がつくかどうか曖昧な時期でもあり，上述してきたように，医療機関に足を運ぶまでには逡巡している場合も少なくない．その結果，後述する児童発達支援（p.52）を活用するまでに至らず，親が孤軍奮闘しやすい．

　それでも，地域の保健師に生活支援を依頼する場合や，実際の家庭訪問や家事支援を依頼することもある．不適切な養育等については，児童相談所への相談，あるいは通報が必要な場合もある．

　この時期は親に過剰な負担をかけることなく，途切れないねぎらいと支えを提供し続けるために，手を携える機関とのつながりを作ることを心がける．

b. 就園から就学前まで

① 臨床現場に持ち込まれる主な受診理由

　わが子の集団生活が始まるこの時期に養育者が抱える心配や不安は，就園先を選択するところから始まる．

　「就園前に，園長先生に相談していましたが，集団生活ができないとなると厳しいですねと言われてしまい，もう1年待ったほうがよいでしょうか」と焦る気持ちを抑えながら，今できる最善の方法を模索している母もいれば，「以前の園では断わられてしまいました．障害の可能性があるとは言わないほうがよいでしょうか」ととまどう母．「夫は，何も心配することない．4歳はみなこの程度だよって言いますが，私はどうしても心配です」と絶えない不安を抱えていたり，「診断書を書いてもらって提出すると，加配＊を付けてくれるようです」と気持ちの整理がつかない様子で相談される母．

　逡巡しながら選択した園に通い始めると，養育者はすぐに周囲の子どもたちとの比較や周囲の養育者からの評価に直面する．

　「予測していたことなのですが，3日目で登園を嫌がるようになりました．今はな

＊：そもそも加配とは，規定の数の上に特別に加えることを意味する．保育園や幼稚園で使われる加配は，加配保育士，加配教諭のことで，その子の生活全般に配慮し，生活を支援するといった，療育支援を補助する職員という位置づけである．通常，公立あるいは認可園では，障害認定を受けている子ども3人に対して加配保育士1人といわれているが，自治体によって規準は異なるようである．無認可園の場合は設置は難しく，また診断名がまだなく障害者手帳も取得されていない子どもも少なくないため，十分な支援サービスとはいいがたい．園や園長の考えなどで，独自に補助職員を設置するところもあり，園体制の温度差は存在している．

んとか無理やり連れて行って，泣きながら別れてきますが，大丈夫でしょうか．帰ってきた時は，ニコニコしているんです」ととまどい続ける母．「運動会，練習から心配でしたが，やはり参加できませんでした．ずっと，私たち親の席にいました」と肩を落とす母．

　これまでは「家の中のことだから」とおおらかに対応したり，無理に矯正することなく「そのうち」と思っていた事柄でも，他の多くの子どもたちが「できている」と，養育者は焦る．もちろん，すでに何かしらの指摘を受け，ある程度の覚悟と消えることのない不安を抱え，就園させた親の思いもある．

　「先生が一度，こちら（クリニック）に来てかかわり方の相談をしたいと言っています．おもちゃの取り合いで，このあいだも同じ年の子を叩いて泣かせてしまいました」，「けがだけはさせないようにと思っているのですが」と，できる限りの対応をしようとしている母の表情は，すでに疲れている．

　集団に入りにくい，肩が触れただけで泣き出す，突発的に手を上げる，部屋から飛び出してしまう，年数回の大規模な行事への参加が非常に難しい，といった日々の出来事は，参観していなくても「お便り帳」に明記される．わが子の孤立に心痛め，乱暴さには直接謝罪に出向いたりする．次第に登園することを嫌がりはじめたり，家でこれまで以上にぐずるようになると，日々の生活が営みにくくなり，養育者の顔から笑顔とゆとりが消えていく．わが子のつらさ，たいへんさはわかっているつもりでも，どうしてできないの，わかってくれないのという思いが小言になり，注意となり，強い叱責となってしまう．
　一方で子ども側も，それまで家庭に受け入れてもらっていたやり取りや，自分が主張することで自分の思いが比較的通りやすかった生活から，「相手の言ったこと」を聞き入れ，「相手が準備したもの」に従わないといけないという生活に適応しないといけない．相手に全身全霊を任せることの不安感は，尋常ではない．あるいは自分の心に浮かぶ興味関心を棚上げすることなど，それこそ大問題である．ゆえに完全なる撤退や徹底抗戦としての反発，挑戦を，子どもたちは選択する．時にすべてを「徹底的に我慢する」という，これもまた尋常でない忍耐力を発揮することもある．いずれにしても，外の生活での子どもの我慢のツケは，一見するとわがままやかんしゃく，手が付けられない感情の爆発として，養育者や家族に払われることになる．

　「園では，我慢していると思います．そのためか，帰ってきてから妹に当たるというか．もう帰ってきてから家で毎日大げんかで，私も叱ってしまいますし．すると『誰も僕をわかってくれない』って言うし」と，2歳の妹を膝に載せ語る母．診察室でもその妹の嫌がることをしては，彼は父に叱られてしまう．叱られつつも彼はどこか，楽しそうな表情を見せる．その表情に母は，「どうすれば，この子に気持ちが伝わるのでしょう」と肩を落とす．

この時期から，改めて，わが子が社会で生活していくことのたいへんさを，養育者は実感していく．周囲の支援者の充実もさることながら，日々の具体的な対策を知りたいという思いが募りはじめる．

② 面接に臨む前に
　徐々に子どもの生活のパターンが見えてくる．これまでは家を中心に経験してきたわが子の様子が，他者から評価される．これまで自問自答してきた漠然とした不安が現実のものとなる．

　「先日園長先生に，仕事を辞めるほうがよいと言われました．この子の言動は寂しさからきているっていうのです．でも，仕事に就く前から，あの子の言動は変わりないし，私もほんの少しでも仕事をしていることで，気持ちのバランスが取れているんです」と語る母．
　ほかにも，「愛情をもって，愛情を示すように」と諭された母もいる．お便り帳に良いことが一つもなく，ただただ先生へ「いつも申し訳ありません」としか書けなくて，お便り帳を見るのが嫌になったと語る母もいる．誰かを叩いたときは，必ず先方に菓子折をもって謝罪に行くという母もいる．
　そして，実際に家でも上手に言い聞かせることができないので，叱ったり，叩いてしまうこともあり，そのことで「だから『愛情をもって，愛情を示すように』って言われるのでしょうね」と自嘲気味に語る母も．

　この時期の親は周囲から精神的に追いつめられていることが少なくない．面接場面で，対処方法を伝えても，それ自体が負担となり，うまく対処できないと，それで自分をさらに責め追いつめてしまうことを，私は痛感してきた．

　熱心に子どもの育ちにかかわり，就学前の生活訓練ということで，ある機関が行った母子訓練に参加してきた母は，1週間の訓練が終わった帰りの車の中で，ずっと泣いていた．「もっと早くから頑張るべきだった」と過去を悔やみはじめ，今と未来に向けて『手遅れ』という感覚を得てしまったようだ．帰宅直後に激しい興奮状態から緊急入院した母は，その後しばらく抑うつ状態を示すようになった．

　人の成長にはゴールはない．どのようなかかわりにも，手遅れはないことを，私たちは強調すべきである．大切なことは，ほどほどのかかわりを息切れしないで続けることである．
　もう一方で，親が示すかかわりが，子どもの要求に結果的に応えてしまったことで，子どもの言動がよりエスカレートしてしまうことも知っておく必要がある．
　親子関係には，良い方向へ進む道と，互いに追いつめ合う道がある．養育者に多少余裕が出てきて，わが子の言動に向き合えそうになってきたときに，図2-3のような行動の悪循環と好循環[11]について説明することができる．

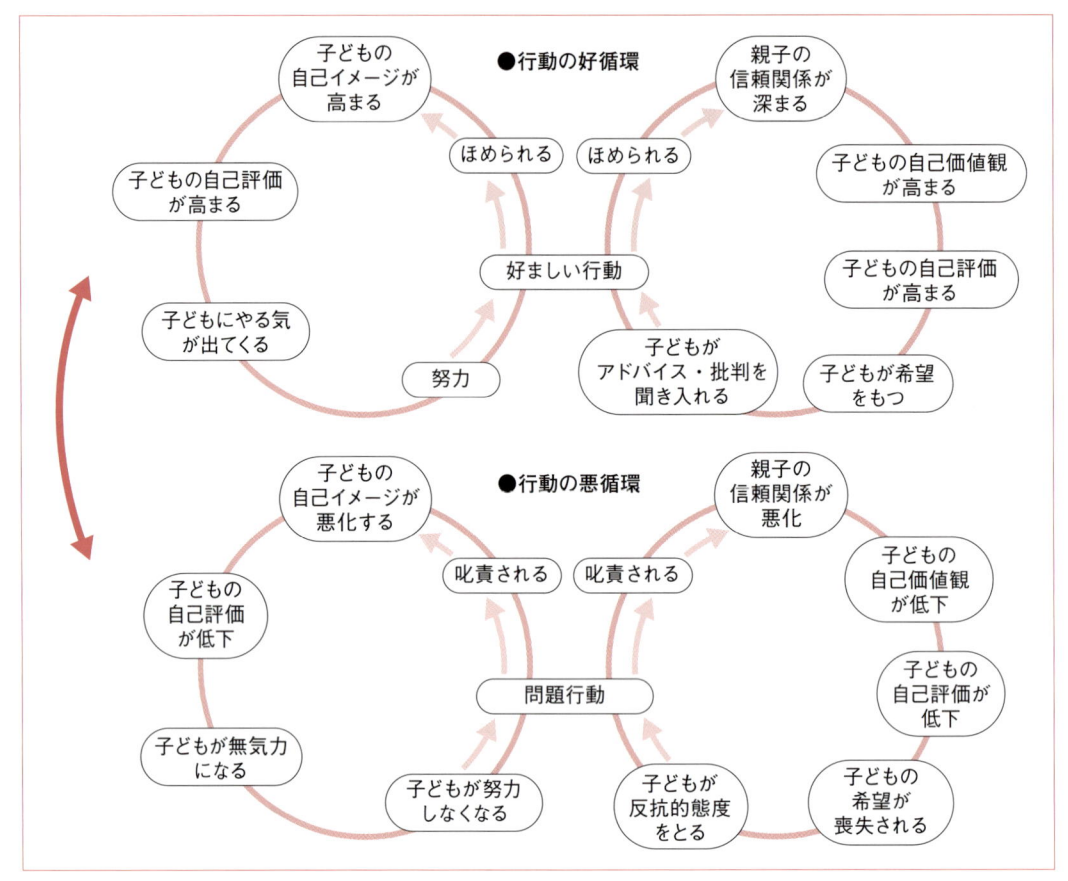

図2-3 行動の悪循環と好循環

（田中康雄〈監〉．わかってほしい！気になる子．2004[11]より）

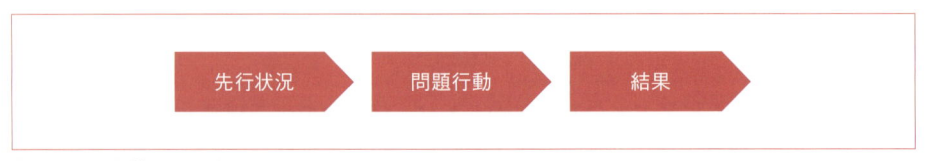

図2-4 言動のABC

　図2-3に示すように，行動には悪循環と好循環がある．悪循環は，問題行動に対し叱責することで親子の信頼関係が悪化し，結果，反抗的になったり，自己イメージが悪化して無気力になるものである．重要な点は，いずれにしても子どもの自己評価を下げてしまうことである．これを好循環にするには，子どもの好ましい行動を拾い上げ，ほめることである．子どもはほめられることで信頼関係を深め，自己イメージを高め，言うことを聴くようになったり，やる気をみせるようになる．当然，自己評価が高まる結果となる．

　子どもの示す問題行動には，必ず先行状況があるという理解に立ち，最終的に至る結果により，行動を強化あるいは消去できるという考え方がある（図2-4）．

　たとえば，園から帰ってきて，母と一緒にDVDを見たいのに，母が夕食の準備で

一緒に見てくれない．するとその子は，泣いたり大声でどなる．そこまでになると母も仕方なく，一緒にDVDを見ることになる．

　この場合，一緒にDVDが見られないという先行状況に対して，母を困らせる問題行動（泣いたり大声でどなる）を取ることにより，子どもは自分の要求が通る（一緒にDVDを見る）という結果を得たことになる．すると，子どもにとって母を困らせる問題行動は，自分の要求が通ることで自分にとって良い行動となってしまう．そのため母を困らせる行動は強化されてしまう．

　この行動を軽減，消去するには，「泣いたり大声でどなる」行動を無視して，夕食の準備をし続け，夕食の準備が終わったら「夕食の準備が終わりました．よく待っていてくれたね，さぁDVDを見ようね」と，この子の行動ではなく，自分の予定で対応したという姿を見せることである．しかし，日々の生活のなかで，「泣いたり大声でどなる」行動を無視し続けることは親にとって大きなストレスとなる．

　そこで，事前の工夫として，一緒にDVDを見ることができる日を決めて，それ以外は一緒に見ることができないことをカレンダーなどのスケジュール表にわかりやすく提示しておく，あるいは，事前に一緒に見ることができる時間帯を伝えておき，それまで別のことをしてもらうように決めておくなどで，問題行動を回避し，一緒に見られないときは「よく我慢してくれたね」とほめ，一緒に見ることができたときは「見ることができる日に一緒に見れてうれしいわ」と伝える．

　あるいは，混んでいるファミリーレストランに行ってわが子が待てない状況があったとする．この待てない店に行ったことが先行状況である．すると，早く店に入りたいわが子は，泣き出す，走り出す，大声を上げるといった問題行動を示す．それに対して親は，叱るという結果に至る．つまり混んでいるファミリーレストランに行くと必ず叱るというゴールが待っているということになる．これだと行動の悪循環として，レストランに行きたがらないという反抗的態度をとるようになり，出かける前から関係がぎくしゃくするようになってしまう．

　そもそも，このときの望ましい行動はファミリーレストランで穏やかに食事をすることである．先行状況を変えるだけで，目的が達成できるかどうかを考える．事前の工夫として，先行状況としての混んでいるファミリーレストランを，すいているファミリーレストランにするか，待つ場所か待ち方を変更し（例／車の中で待つ），ファミリーレストランで食事ができたら，「よく頑張って待てたね」とほめる．極端な場合は，しばらくは外食をしないという選択肢もある．大切なことは，問題行動の悪循環を強化，固定させてしまわないことである．

③ 面接の工夫

　この時期の面接は，疲労困憊した養育者と，安心して安定したかかわりを享受できずに不満でいっぱいの子どもと向き合うことになる．双方に明確な言い分があるだろう．同席面接では，時に自宅でなされている責め合いの再現になりやすいことに留意したい．

　この時期の子どもは「どうせ僕が何を言ってもかなわないんだ．言ってもむださ」

という諦めが隠れている．一般的に私たちは，わが子の生活にたくさんの事前のレールを敷き，それに沿って動かしたがる．それが実は本人の本意ではなかったことに気づくには，早くとも10歳前後の自己主張の時まで待たねばならない．しかし，発達障害圏の子どもたちの多くは，円満に他者との関係性を築くことが苦手というか，しばらくは自分の足元の安定に四苦八苦し続けている．周囲にかまっている暇はなく，周囲の指摘に身を寄せるほどの信頼感はまだ育っていない．

　診察室で，子どもの心の声を早々に聞くことは至難である．少なくとも，家族からのネガティブな評価を耳に入れない配慮だけは心がけたい．可能であれば，個々に面接を行うほうがよいこともある．親と私との面談では，子どもは「どうせ僕の悪いことを言うのだろう」といった猜疑心を抱えやすい．親子分離が可能であれば，子どもから始めて，最後は子どもで終わるという面接が理想的かもしれない．子どもの心の声，それは，ある程度の信頼を得てからになることを覚悟して，当面は子どもの思いに心を馳せる．

　子どもの真の言い分は，「どうして」自分の思うような生活が送れないのか，自宅以外の場所は不明瞭で一貫しない規則が多いのか，じっとしていないとダメなのか，などである．特に就園するまでは，それほど厳しくなかった生活が一変してしまっている．

　彼らは，自覚的には誰にも迷惑をかけていないし，個人的には自分を守ることで精一杯なのに，「どうして」理不尽にも邪魔されるのか，がわからない．そもそも，どうしてこの社会はこれほどまでに不快と驚異と強制とわかりにくさで構成されているのだろうと途方にくれている．おそらく出生後から就園前後まで漠然と心に抱いていた事柄が，より鮮明になってきたのだろうと思われる．そこに加えて，これまで絶対の支えと思っていた主たる養育者が，対面する社会の側に寝返り，今まで寛容に対応してきてくれたことを，やるようにと働きかけてきた．そのこともまた不安でならない．

　面接では，彼らの不安と理不尽と感じている思いに心を馳せ，耳を傾け，できる環境調整を一緒に考える．

　困ったことはないかなと私が尋ねる面接を重ねた数回後の面接で，その子は「太郎君が意地悪する」という話をしてくれた．

　事前に親から追加された状況報告では，彼が遊びたいおもちゃを太郎君が貸してくれないこと，貸してと言えない彼は太郎君から奪い取ろうとして，結果，太郎君に叩かれてしまうこと，暴力を振るわれたことを泣いて訴えても保育士さんは，「今は太郎君が使っていたから」と味方になってくれないこと，で，結局，彼はそのおもちゃで遊ぶことができないでいることが明らかになった．

　この状況を，彼は「太郎君は意地悪」と理解している．なのにどうして誰も太郎君を叱らないのか不思議に思っているだろう．ひょっとすると，このことで彼は，おもちゃを使って遊ぶのはともかく早い者勝ちである，という誤った理解をしてしまうかもしれない．それだけでなく，園で楽しく生活するには，何事も先んじての行動こそ

が大切と誤解してしまうかもしれない．

　後半は，私の空想である．「太郎君が意地悪する」という言葉を彼が使った，その思いを私なりに勝手に想像したものである．
　さらに実際の面接では，

「へぇ，そのおもちゃ，太郎君が先に使っていたんだ．でもその前にきみも使って遊んでいたんじゃないかな」と独り言のように口にする．「でも，まぁ，今使っている人が使えるというお約束なんだね，でもきみはがまんしたんだ．えらいなー」と伝える．
　ここで，順番とか譲りあいという話に発展するか，早い者勝ちのルールという話になるかが分かれ道となる．

　親は，これまで，わが子の育ちの進み具合にできるだけ伴走しようとしてきたが，同年代の他の子の言動を目の当たりにした瞬間，うちの子にある違いに愕然として，就学までには何とか歩調を合わせたいと焦り，具体的に，今何をすべきかにとまどっている．
　しかし，この子にも相応の理屈があるはずだということを，少し強調したうえで，先のおもちゃの件では，順番とか譲りあいという相手を思いやる行動を学ぶよう，園に環境調整と声かけをしていただくことを依頼したい．こうしたことにつまずき，早い者勝ちのルールと誤解して，より問題が大きくなるようなことにならないように気をつけたい．
　少なくとも，正面から「これが問題ですね」とか，「何とかしないといけないですね」と彼の言動を修正させる前に，彼にも彼なりの理があることを，せめて親とは共有しておきたい．どのような事態であっても，一方が善でもう一方が悪という，勧善懲悪で社会は構成されてはいない．だから，そこに配慮が求められる．
　出生後から就園までは，どちらかというと，その子の「快・不快」に焦点を当て，できるだけ不快の悪循環を予防し，できるだけ快の体験を提供するよう親との相談を重ねてきたが，この時期以降は，その子の心のありように，少しずつ近づく努力をするべきである．しかし，この時期の子どもたちは，言葉少なく，気持ちを他人に伝えるのがとても苦手で，どうしても物事を自分中心にとらえてしまう．
　面接の工夫は，この時期の子どもの思いを多面的に知ろうとすることである．そのためには情報も必要であるが，子ども本人の意思の確認と，状況をどのように認識しているかを知ることが大切となる．そのうえで，社会は共生することで成立する，思いやり，お互いさまというルールが，そこに求められるということを伝えたい．
　ただこの時期，言葉が遅い子，言葉でのやり取りが成立しにくい子もいる．そもそも，相手と向き合うことに不安が強い場合もあるし，集中できない場合もある．こちらの言葉が言葉として伝わっていない場合も多い．

5歳の園児が外来診察室に入ってきた．笑顔とともに私の耳に入ってきた言葉は「ウォン，ウェン」といった「音」であった．私は構音が不明瞭な子と理解したが，それ以上にせっかく言葉を発してくれた彼に返答できないことで焦っていた．一緒に入ってきた母からその音が「こんにちは」という言葉であることを知り，私は慌てて「こんにちは」と返答できた．その時，私は，この子には確かに構音の障害はあるのだろうが，母が聴き取れている以上，聴き取れるはずであると考えた．それができない私は「聴き取り障害」をもっているのだ．
　私の障害と彼のつまずきを生活のつまずきにしないためには，この母の通訳という支援が，私には必要であった．

　すなわち，この時期の子どもたちに私が上手に向き合えないということは，私のコミュニケーション力に問題があるのだと断言できる．面接の一瞬一瞬に集中し焦点を当て事態を想像することができない私の想像力のなさと瞬発力のつまずきのほうが，問題としては大きいといえよう．
　言葉でのやり取りが成立しにくい子に対して，私は，診察室の隅にあるおもちゃで遊んでいる子に，①少し近づき，②子どもの行動をほんの少しまねる，③子どもの言葉や音声をまねて小さく声に出したりする，④子どもの行動をまねながら，自分の言葉を使って行動の実況中継をする（たとえばミニカーで遊ぶときにブッブーと音を出すなど）ようなことをしてみることがある．
　無視される場合もあれば，嫌がられることもあるので，何事も深追いしようとしないことである．もとより，強い警戒心をもって診察室にいてくれる子もいる．そんなときは少し距離を置いて，その子の遊びを見ながら，「うまいなぁ」とか「そうきたか」と遠くから小さい声をかけるようにしている．
　ひょうきんに，物怖じしないでかかわってくる子もいる．友好的だなと思う反面，私は，どこかで無理している，過剰なサービスをしていると感じることもある．そんなに張り切らないでいいよ，という思いを込めて，「ありがとう，じゃ，さっきのところでちょっと待っていてくれるかな」と適当なところで席を外してもらうようにしている．楽しくふるまっている背後に，不安や緊張が，あるいは，頑張りすぎてしまう子もいることを，私は，ほっとしたような背中を見せて診察室を出て行く彼らから学ぶ．
　面接には，相手の思いを想像する力と，相手に届くかかわり方の力が問われている．相手の状況に合わせて，相手に届く言葉と雰囲気を送れるように，精進する必要がある．
　面接の最後に，子どもに最後まで，未熟なコミュニケーションしか取れなかったことへのお詫びを込めつつ，それでもつきあってくれたことに感謝をし，次も会いたいという意思を伝える．親には，これからの子どもの成長を信じ，子どもの示す言動から，いろいろと内面を想像することが楽しめるとよいといった雰囲気を，多面的に知ろうとすることのわくわく感を，味わってもらいたい．
　仮に理解するという暫定的な接近は，人間関係の常である．その小さな出会いか

ら，より深いかかわりへと進展していくわけだが，人との関係づけはそう単純ではないことも，承知しておきたいものである．

④ これからのかかわりを示す

　この時期は，一般的には子どもが示す言動をいかに修正するかが，強く求められている．そもそも，その修正がなかなか難しく，親子あるいは他者との関係が悪循環しているので，相談に来られるのである．

　しかし，一見，周囲を困らせている言動も，本人にとっては一つのメッセージであり，目的があり，意味もある．もし，周囲を困らせているとしても，それは目的でない．良いかかわりを手に入れることができずにいるだけなのだ．それが結果的に誤解されたり，非難されたりするということは，子ども自身が実は最も困っていると考えるべきである．

　まず彼らの言動への評価を変えることから始める．たとえば彼らが示す言動を「問題行動」とか「わがまま」，「パニック」といった言葉に置き換えてしまうと，それでわかったかのような気になってしまう．するとその子は「問題行動を絶えずし続ける子」となり，「わがままな子」であり，「パニックを起こさせないように気を配らないといけない子」となる．そこには，その子が，何を求め，何のために，その言動を選択したかへの接近はない．ここまでの評価は，あくまでも表に現れたものを汎化した言葉に置き換えただけにすぎない．私たちは，その言動をいかに修正するかの前に，その子の内面，心に近づく努力をしたいのである．

　　A君は，園のトイレで他の園児を押しのけて，順番を無視して用を足してしまい，よく叱られる．するとA君は，叱る先生を無視して走り逃げてしまう．「本当に身勝手で，困ってしまいます．ちっとも言うことを聞きません」と同伴された保育士も困り果てている．
　　私はA君の断片的な言い分を聴きながら，次のような場面を思い浮かべた．
　　トイレに向かったA君の目に，トイレの入り口にきちんと並んでいた他の園児が見えた．A君は，「これでは間に合わない」と思い，一目散に隙間から横入りして早々に用を足した．それを見ていた保育士が順番を守らないといけないとA君を叱った．A君は「だって間に合いそうになかったんだ」と答えた．前にA君は，トイレに行くのが遅くなって漏らしたことがあった．「そんな時は，早くトイレに行くのよ」と，別の保育士からアドバイスされたことを思いだして行動した．でも今度の先生は，順番を守りなさいと叱った．この一貫性のなさに途方にくれ，A君は悔しく哀しい思いをした．そのたくさんの思いをA君は，私の眼の前でただ両手を広げ「訳がわからない」とでも言いたげな大人びた表情をしただけで表現した．
　　困り果てていた保育士も，何とも言いようのない表情を見せた．

　　常に整列するときに，B君とC君の間に並ぶように言われ続けた子D君は，ある日B君が欠席したときに，大きくとまどい，「僕の並ぶ場所がない」と言って泣き叫

んだ．担当の保育士は，「C君の前に並ぼうね」と諭すが，D君は「B君がいない！」と言いつけ（大義）に従えないことを，泣きながら訴えた．

　適切に自己判断しても叱られることがある．強固に言いつけを守ろうとしても途方にくれることもある．彼らはどこに安住を求めたらよいのだろうか．
　A君の機転のよさは評価すべきであり，そのうえで，「ごめんね，漏れそうだから先にさせて」と言って用を足し，「間に合ったよ，ありがとう」と表現することを教えたい．そもそもトイレに行くのが遅くなって漏らしたときは「トイレへ行っていいですかと早めに言ってね」と教えるべきで，その言葉の後には，まずは「よく伝えてくれたね，早く行っておいで」と促したい．
　D君の律儀さも評価すべきだろう．大切なことは，B君とC君の間という教示は，必ずこの二人がそろっていないと成り立たない指示であったことにわれわれのほうで気づくべきである．私の未熟なコミュニケーション能力同様に，まずは，これは，われわれ側が反省することである．言えばわかるというのではなく，どう言えば正しく伝わるのか，とまどわせないのか，今の言い方がどう伝わったかに注意深くありたい．そのうえで，彼らの心に正しく届く言葉や身のこなしを磨き続けることが，かかわる側の責務であろう．
　日々の小さい規則を，彼らがどのように理解しているか，それは，私たちがどれほどわかりやすく伝えているかにかかっている．それ以上に配慮するべきなのが，行事への参加のさせ方であろう．
　園では運動会や発表会といった，晴れの舞台が準備されている．わが子の成長を目の当たりにする瞬間である．そのために，園のスタッフは，本当に心を砕いて準備をし，その日を迎える．生活に支障をきたしやすい子は，こうした晴れの舞台への参加にひどく怯えてしまうことがある．無理強いは当然できない．それでも，周囲は「できるだけ参加させたい」という強い思いに突き動かされる．整列の時に，両肩を押さえられながら最後尾で泣いている子を，私はこれまでも見てきた．
　そもそも，行事は「参加したい」というモチベーションの高まりを前提とするものである．そのためには，事前に昨年のVTRを見せたりして，ワクワクする雰囲気を醸し出していかねばならない．成功を期すよりも，多少羽目を外しても，「楽しかった！」という気持ちをもってもらいたいものだ．
　それでも参加を嫌がる子には，その子の内面を想像したい．
　そもそも，集団行動をすることに楽しさよりも不安を強くする子がいるだろう．あるいは，予定の変更や，慣れない新しい場面へのとまどいから撤退や落ち着きのなさを露呈する子もいる．また，場所やそこにある音や臭いなど，感覚的な面で苦手あるいは恐ろしい気持ちをもってしまう子もいるだろう．一定期間，一緒に暮らしているとわかることでも，入園直後の行事参加だと，指導する側も参加する側も互いに理解しあえないままに，強く参加を促すために，双方がかかわりにくさだけを抱えてしまうこともある．
　事前に親と園側で情報が共有できているとよいのだが，家族側に「あまり特別な目

で見てもらいたくない」という思いがあることで，情報不足になってしまっていることも少なくない．そのままだと親と園側の，子どもへの思いがうまく重ならず，間に立つ子どもがより混乱することもあるので，行事参加の是非の前に，私は，親の思いを確認しながら，連携の一つとしての情報交換を提案することもある．

「まず，Aちゃんは，集団に入ることにけっこうな不安があると思います．この点，園の先生はここ数か月でどの程度把握されているでしょうね」
「入園するときには，あまりふれずにいたのですが，実は先月の個人懇談で，うちの子の特性については，簡単に先生にお伝えしました．先生のほうも，そうでしたかって感じで，今後のかかわりに関して，クリニックからも何か情報などを教えてもらえたらと言っていました」
「わかりました．では，今度先生のほうで心配な点や，かかわっていて困ったなとか，どうしたらよいかと思われていることがあれば，手紙か何かで連絡いただければご返事しますとお伝えください．内容については，ご家族の方も知っていたほうがよいので，持参いただき，私の返事の内容を見ていただいてから，先生に渡していただくことにしましょう」

　まず，そもそもの園と家族の関係性を明らかにして，できる連携を伝える．そのうえで目前に控えている行事に対するかかわりについて家族と一緒に考える．
　私の希望は，何事も本人にとって，今できる最善の参加の仕方を考えることにある．年少児の場合は，行事への参加を急がせず，行事の雰囲気を遠巻きに見て経験してもらうだけでもよい．

「去年の学芸会は，壇上にも上がれず私と一緒に観客席側にいたのですが，今年は，先生が隣にいてくれて，立派に台詞を言っていました．夫婦で涙ぼろぼろでした」

　日々のなかで，わが子の成長変化の瞬間に立ち会えること，それは，去年，実はつらい思いを抱えていたからこそその歓びでもある．成長過程の一場面にこれからもずっと立ち会えることを伝え，常に明日へ続くことをふまえ，本人にとって，今，最も良い状況を設定できるように考えたい．
　行事参加に関する「かかわりのひな形」としては，
① まず今回，参加させるかどうかを検討：子どものなかには，最初はまず見ることだけでよいという場合もある．あるいは，無理に参加してつまずくと，その失敗体験を長く引きずる子もいる．これまでの養育経験から，親は，参加の有無について検討する必要がある．結果よりも経過を重要視し，今年よりも来年に期待したほうがよい場合もある．あるいは，ギリギリまで「（無理なら）今回は観客席で一緒にいようね」程度の余裕をもって練習に参加させ，自宅での緊張の度合いを確認してもらう．子どもによっては，寝つきが悪くなったり，激しい夜泣き（夜驚症）を示したり，園から帰るなり，ぐったりしたり，いつも以上にぐずる場合

がある．そのようなときは，かなり心の負担が大きくなっているかもしれないので，担当保育士と相談する必要があるかもしれない．参加させることを決断したら，どのように参加させるか検討する．

② 参加のさせ方：すべてにおいてのわかりやすさを提供することが大原則となる．その子をとまどわせない，不安にさせないことである．場所の紹介，そこでの過ごし方，運動会なら整列から入場，準備体操，退場，待機場所での過ごし方，種目への参加の仕方，など一連の流れを省略なしで紹介する．さらに，かなり具体的に準備する．たとえば，徒競走なら何番目に誰と走らせるか，ヨーイ・ドンの合図はどうするか（音が苦手ならスタートピストルでの合図はやめて旗やランプで示したり），自分の番が終わってからの退場の仕方などを検討，提示する．また，参加も終日出ずっぱりにするか，1か所だけにするか，一日の流れのなかでどの程度に参加できるかを検討する．

③ 常に心がけておくべき事柄として
　ⅰ 何事も，始まりからおしまいまで通しで見せておく
　ⅱ 整列のときには，どこにどのように並ぶかを決めておく
　ⅲ とても苦手なことは回避する
　ⅳ 無理強いをしない
　ⅴ 常に楽しい雰囲気で参加を促す
　ⅵ そばでほめ続けることを忘れずに
　ⅶ 声かけは，穏やかに，ゆっくりと，多少低めのトーンで，短く行う
といったところが考えられる．

　クリニックの診察室で，時に親から行事に参加した時の映像を見せてもらうことがある．子どもの照れ方を視野に入れつつ，その子の耳に届くように「あっ，いた」，「上手だね」，「なかなかやるね」とちょっと騒がしく合いの手を入れて鑑賞する．そっぽを向いてブロックで何かを作っているその子の，口元がちょっとだけほころぶことがある．

⑤ 関係機関との連携

　前述したように，この時期も，家族の結束と相互のねぎらいは第一となる．子どもの生活空間の拡張により，養育を担う母を支援するための，見える資源，活用できる資源の提供は引き続き必須となる．地域の保健師による生活支援や家庭訪問，家事支援等の依頼と，不適切な養育等の予防は重要な支援となる．

　親のレスパイトと子どもの成長の第三者的視点によるチェック，さらに子ども自身の息抜きのために，p.41 で簡単にふれた児童発達支援の活用はより重視される．

　これまで児童デイサービスと呼ばれていた児童支援は，2012 年から障害児通所支援事業として児童発達支援と放課後等デイサービスに分割された．さらに児童発達支援は，児童発達支援センターとそれ以外の児童発達支援事業に二分され，児童発達支援センターも福祉型と医療型の2つが準備された．児童発達支援センターとそれ以外の児童発達支援事業は，いずれも障害のある児童とその家族の支援を担うということ

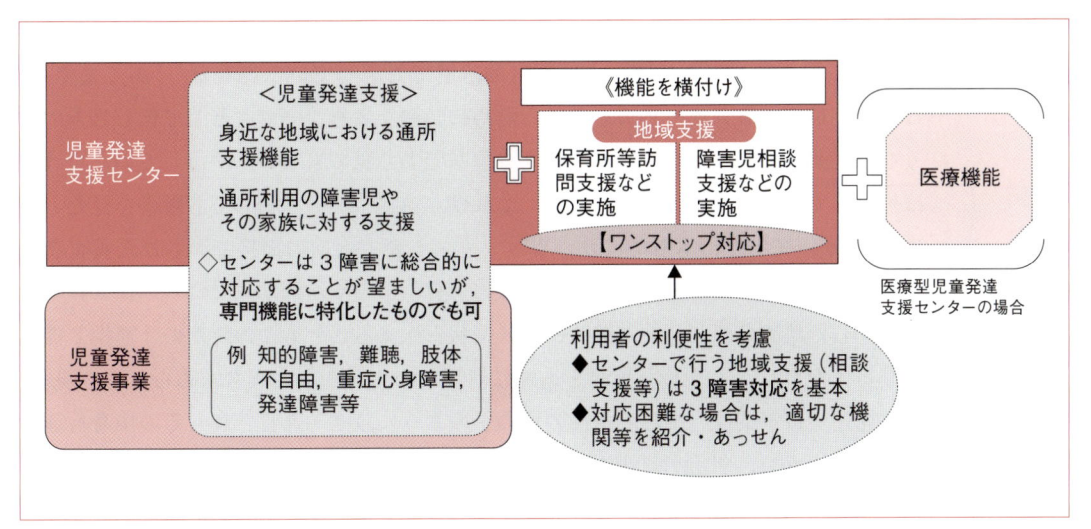

図 2-5　児童発達支援について

(厚生労働省．障害者支援の強化について[12]より)

で機能は一致しているが，センターには保育所等訪問支援や相談支援機能が横付けされ，さらに医療型の場合は治療の提供という医療機能が加わるようになった[12]（図2-5）．

　児童発達支援とは障害があると思われる未就学児対象の通所訓練施設であり，放課後等デイサービスは主に小学校以上から高校生までの学生が学校の帰りなどに活用する通所訓練施設である．なお，児童発達支援センターのなかには，放課後等デイサービスを行っている場合もある．

　就園前から児童発達支援を活用している家族は，3歳児健診で相談され紹介される場合以外それほど多くはないだろう．これを活用するには，そもそもが，身体障害者手帳，療育手帳，精神障害者保健福祉手帳を持っている児童，難病患者等および児童発達支援の必要性が認められる児童が対象となる．活用のためには，障害児通所給付費等支給申請（および障害児相談支援給付費支給申請）等を行い，「通所受給者証」の交付を受け，指定支援事業者と利用契約を結ぶ必要がある．その利用に生じる自己負担額については所得区分でも異なり，また市が負担しているところもあり，それぞれの自治体に確認を取る必要がある．

　子どもの療育において有効な支援であるが，診断を受けることや障害者手帳等を所有することに，養育者が精神的苦痛や負担を感じてしまう場合もある．児童福祉法によれば，通所給付決定を行ううえで，「医学的診断名又は障害者手帳を有することは必須条件ではなく，療育を受けなければ福祉を損なうおそれのある児童を含む」とされている．そのうえで対象者の確認として①障害者手帳（身体障害者手帳，療育手帳，精神障害者保健福祉手帳），②特別児童扶養手当等を受給していることを証明する書類，③手帳を有していない又は手当等を受給していない場合，市町村がその子の療育，訓練の必要性を確認する，という3つの方法がある．確認先は市町村保健センター，児童相談所，保健所等となっているが，通院されている場合は医師の診断書

が求められることもある．私は，この時点で明確な診断が付けられない，あるいは養育者の心情を鑑み，今しばらくは暫定的診断で対応している場合は，「あくまでも，この子が最適な療育サービスを受けるために必要な名称なので」として但し書きのような言い訳をして書いた診断書をまず診察室でよく見てもらい，納得していただければ提出していただくようにしている．これは，自宅に戻って初めて診断書を見たときに，「わかっていたつもりですが，ショックでした」と次の面接で涙された養育者の言葉から教えられたことである．

　こうした地域資源と公的支援サービス情報を伝えることもこの時期の「連携」機能となる．ただし，こうした資源を過剰に活用しないような注意も求められる．現在，児童発達支援事業は，まるで雨後の竹の子のように設立・運営され，その中身も運動機能の向上から，社会性の育成，はては学習準備や専門性の高い指導，さらに送迎サービスや長い時間対応してくれるところもある．しかし，過剰な活用は子どもを疲れさせるだけでなく，それぞれの機関の子ども観やかかわる哲学の差異により，子どもだけでなく親もとまどわせてしまうことがある．私は，週2回以内程度の活用を勧めることが多い．

　こうした日々のかかわりの後，保育所・幼稚園から小学校に進む時に，次のステップへの連携が求められる．年中から年長になり，親の関心は小学校選択に向かう．

　2007年度から，障害の多様性に対して，個々の教育的ニーズに適切に応えるために，それまでの特殊教育制度は，特別支援教育制度へと転換した．

　私はかつての特殊教育制度時代に「就学指導委員会」に所属し，就学前の「その子」に適切な教育が提供できると想定される学習の場を検討していた経験がある．地域によりその委員会の運営方針は異なり，実際に対象となる子どもと家族に数回，時間をかけて面接し家族の希望を聴き取る地域もあれば，1回30分前後の面接で判断せざるをえなかったり，実際には子どもにも家族にも会うことなく書面上で判断を要求される地域もあった．

　「ちょうど年末ですね．12月30日に，うちの子が特殊学級（当時の名称）に該当するという通知が届きました．そこにそれぞれの委員の方のコメントのメモ書きのコピーが挟んでありました．一瞬，わが目を疑いましたが，すぐにこれは事務局のミスだと思って年明けに連絡してコピーは返却しました．さすがにコメントのコピーを自宅に置いておくことはできませんでした．でも，12月30日，あと少しで新年を迎えようとしているあの日に，わが家にわざわざ速達で届けるような通知だったのでしょうか」

　私は委員の一人としてただ頭を下げるしかなかった．

　特別支援教育制度への転換とともに，就学指導という名称を「教育相談」とか「学びの支援」へと変更するところも増えている．従来の委員会は上記のような通知で合意形成を行ってきたが，特別支援教育制度のもとでは，「ご本人・保護者の方の意見を最大限尊重し，教育的ニーズと必要な支援について合意形成を行うこと」が原則と

なり，実際の教育相談では，「最終的には親御さんの御判断によります」と非常にソフトな対応になっている．その反面，わが子の教育の場所を，個別に判断せざるをえないという重責に，判断ができずにとまどい続ける親もいる．

「教育相談に行って，心理検査もしてもらい，『通常学級と支援学級のあいだのような力ですね．どちらがよいと断言するのは難しいです．最終的には親の判断でよいかと思います』って言われたのですが，初めての子で，実際どうしたらよいでしょうか」と語る母の隣で，父もまた口を真一文字にして困り果てた表情をしている．

表2-4 は，札幌市がホームページ上[13]に提示している児童生徒の障がいの程度と学校・学級区分である．これによると，ある程度の区分説明は可能なのかもしれない．

そして，2016年4月から施行される障害者差別解消法に関連し，教育現場にインクルーシブ教育と合理的配慮に基づく取組みが段階的に行われることとなった．

文部科学省[14]は「特別支援教育は，共生社会の形成に向けて，インクルーシブ教育システム構築のために必要不可欠なもの」と位置づけ，「基本的な方向性としては，障害のある子どもと障害のない子どもが，できるだけ同じ場で共に学ぶことを目指すべきで（中略）そのための環境整備が必要」としている．そのための短期目標の一つが「合理的配慮」の充実のための取組みである．

文部科学省は，合理的配慮の例[15]として，
- バリアフリー・ユニバーサルデザインの観点をふまえた障害の状態に応じた適切な施設整備
- 障害の状態に応じた身体活動スペースや遊具・運動器具等の確保
- 障害の状態に応じた専門性を有する教員等の配置
- 移動や日常生活の介助および学習面を支援する人材の配置
- 障害の状態をふまえた指導の方法等について指導・助言する理学療法士，作業療法士，言語聴覚士および心理学の専門家等の確保
- 点字，手話，デジタル教材等のコミュニケーション手段を確保
- 一人ひとりの状態に応じた教材等の確保（デジタル教材，ICT〈information and communication technology〉機器等の利用）
- 障害の状態に応じた教科における配慮（たとえば，視覚障害の図工・美術，聴覚障害の音楽，肢体不自由の体育等）

などを共通事項とし，たとえば学習障害（learning disorder：LD），注意欠如・多動症（attention-deficit/hyperactivity disorder：ADHD），自閉症等の発達障害に対しては，
- 個別指導のためのコンピュータ，デジタル教材，小部屋等の確保
- クールダウンするための小部屋等の確保
- 口頭による指導だけでなく，板書，メモ等による情報掲示

などを例示した．実際にこれらが実施された場合，教室の学び方は大きく変化すると思われる．

表 2-4 特別支援学校，特別支援学級，通級による指導の対象となる児童生徒の障がいの程度[13]

区分	特別支援学校[*1]	特別支援学級[*2]	通級による指導
視覚障がい	両眼の視力がおおむね0.3未満のもの又は視力以外の視機能障がいが高度のもののうち，拡大鏡等の使用によっても通常の文字，図形等の視覚による認識が不可能又は著しく困難な程度のもの	拡大鏡等の使用によっても通常の文字，図形等の視覚による認識が困難な程度のもの	拡大鏡等の使用によっても通常の文字，図形等の視覚による認識が困難な程度の者で，通常の学級での学習におおむね参加でき，一部特別な指導を必要とするもの
聴覚障がい	両耳の聴力レベルがおおむね60デシベル以上のもののうち，補聴器等の使用によっても通常の話声を解することが不可能又は著しく困難な程度のもの	補聴器等の使用によっても通常の話声を解することが困難な程度のもの	補聴器等の使用によっても通常の話声を解することが困難な程度の者で，通常の学級での学習におおむね参加でき，一部特別な指導を必要とするもの
知的障がい	1 知的発達の遅滞があり，他人との意思疎通が困難で日常生活を営むのに頻繁に援助を必要とする程度のもの 2 知的発達の遅滞の程度が前号に掲げる程度に達しないもののうち，社会生活への適応が著しく困難なもの	知的発達の遅滞があり，他人との意思疎通に軽度の困難があり日常生活を営むのに一部援助が必要で，社会生活への適応が困難である程度のもの	
肢体不自由	1 肢体不自由の状態が，補装具の使用によっても歩行，筆記等日常生活における基本的な動作が不可能又は困難な程度のもの 2 肢体不自由の状態が前号に掲げる程度に達しないもののうち，常時の医学的観察指導を必要とする程度のもの		
病弱	1 慢性の呼吸器疾患，腎臓疾患及び神経疾患，悪性新生物その他の疾患の状態が継続して医療又は生活規制を必要とする程度のもの 2 身体虚弱の状態が継続して生活規制を必要とする程度のもの	1 慢性の呼吸器疾患その他疾患等の状態が持続的又は間欠的に医療又は生活の管理を必要とする程度のもの 2 身体虚弱の状態が持続的に生活の管理を必要とする程度のもの	
言語障がい		口蓋（がい）裂，構音器官のまひ等器質的又は機能的な構音障がいのある者，吃音等話し言葉におけるリズムの障がいのある者，話す，聞く等言語機能の基礎的事項に発達の遅れがある者，その他これに準じる者（これらの障がいが主として他の障がいに起因するものではない者に限る.）で，その程度が著しいもの	口蓋（がい）裂，構音器官のまひ等器質的又は機能的な構音障がいのある者，吃音等話し言葉におけるリズムの障がいのある者，話す，聞く等言語機能の基礎的事項に発達の遅れがある者，その他これに準じる者（これらの障がいが主として他の障がいに起因するものではない者に限る.）で，通常の学級での学習におおむね参加でき，一部特別な指導を必要とする程度のもの
情緒障がい		1 自閉症又はそれに類するもので，他人との意思疎通及び対人関係の形成が困難である程度のもの 2 主として心理的な要因による選択性かん黙等があるもので，社会生活への適応が困難である程度のもの	

*1：「特別支援学校」の対象となる児童生徒の障がいの程度：学校教育法施行令 第22条の3より
*2：「特別支援学級」及び「通級による指導」の対象となる児童生徒の障がいの程度：「障がいのある児童生徒の就学について」（平成14年5月27日付け14文科初第291号文部科学省初等中等教育局長通知）より

こうした先々の支援の変容を前に，今これからの子どもの行き先を検討する親には，まずその地域がもっている資源，教育の現状を確認する必要がある．そのためには学区内での学校環境を見学したり，すでに活用されている親からの情報収集が有用となる．あるいはすでに活用している児童発達支援からの情報も参考になる．
　それでも，未知で今後の相性なども不明な新天地をどのように選択し決断するかは，この時期の親にとっては，非常な苦悩となる．

　新1年生として入学予定の子の母親が，事前に学校に相談に出かけ，教頭先生に「うちの息子は，高機能自閉症です．教育相談でも特別な配慮は必要だが通常学級でやれるでしょう，と言われましたので，よろしくお願いいたします」と頭を下げたとき，「そうですか．でも，あまり学校に大きな期待はされないでくださいね．できることしかできませんから」と釘を刺されたような言い方に，不安を抱いたという．「ある意味正直な教頭先生と思ってよいのではないでしょうか」と私は答えた．
　私ができることは，入学前までに，この子がたくさんのことを知りたいという意欲的な態度と，そうなると周囲の言葉が耳に入らずに没頭してしまう態度と，正確に話そうとすると状況説明が詳細となり，やや回りくどくなってしまう対話傾向を，どのように学校側に円満に伝えるか，そのタイミングを想定して準備しておくことである．

　以前，私は，当時担当していた保育士と園長と母と4人で入学前の小学校にご挨拶に伺ったことがある．そこで私がこの子の医学的特性を伝え，園長が日頃の思いを述べ，母が学校に期待することを述べた．そこまでは，通り一遍の情報開示であったが，まだ2年目の若い保育士が，その子の一日の園での様子を語りはじめた．

　「A君は，ちょっと臆病というか慎重なところがあり，登園するとすぐ，朝からお友達は休んでいないか，自分の座る椅子がちゃんとあるかを確認するところから始まります．私は，事前に今日はBちゃんとC君がかぜでお休みで，Dちゃんがおうちの都合でお休みです，と伝えると，ほっとするようです．椅子は私の隣なので，ないはずはないので，いつも「A君の椅子，ここにあるわよ」と伝えます．するとA君はほっとしてくれます．休み時間の過ごし方は…，おトイレは…，お弁当は…」と本当に詳細に，まるでそこにA君がいて生活しているような語りに，私だけではなく，学校側の教頭先生，コーディネーター，そしておそらくは担任になる予定の教員が，感心して聞き入り，その後しばらくA君談義となっていった．

　私は，日々の生活を生き生きと語れるこの保育士に頭が下がった．この方はA君と本当に楽しく，日々を送ってきたのだなあとほほえましく思った．この保育士の，かけがえのない子どもへの思いを小学校の関係者へ託す申し送りに同席できたことに，私は感謝した．
　小学校入学を前に，親，家族の迷いに加えて，最近はきょうだいの思いも関係する

ことが少なくない．「兄が，弟が支援学級に行くことを嫌がっているんですが，どうしたらよいでしょうか」という相談や，「姉が，今から支援学級に行くことになる弟の面倒をみようと，とても張り切っているんです．何か，かえって心配で」という話．さらには「実は妹が兄と同じ学校には行きたくない．家でも我慢しているのに，学校でも我慢したくないと，1年後に自分が通う学校を捜してくれって言われました」と，途方にくれての相談もある．

親にしてみれば，きょうだいで別の学校だと，行事参加から，日程調整などたいへんな話になる．しかしきょうだいの思いは，家族である以上，かなりの期間，無視できない課題となる．

就学を前に，親は，わが子の適切な学習環境に迷い，きょうだいの思いも斟酌せねばならない．よく「将来を見据えた選択を」と言うが，子どもが小さい時に明確な将来イメージをもつことは容易ではない．親だからといってわが子の将来を見据えることはとても難しい．いくら発達に何かしらの心配を抱えていても，それが今後どのように変化するか，誰もわからないのだ．就学指導委員会も教育相談となり，誰も決めつけるような判断はしなくなった．そのうえで，親や子どもの思いを最大限配慮した決定が推奨されている．そこにきての「合理的配慮」の動きである．

子どもにとっては，これまでの人間関係で得た小さな経験から「A君と同じクラスになりたい」，「B君とは同じクラスになりたくない」程度の思いしかない．そこに親が何を根拠に，どのような願いをもって，就学先を選択できるのだろうか．

それでも診察室で相談を受けるたびに，親の「できれば，普通学級で学ばせたい」という思いや「普通学級が良いとは思うが，わが子の打たれ弱さを考えると，丁寧でゆったりしたペースでスタートさせたい」というような思いが，見え隠れする．

医療機関には，どの教育現場が良いかを判断できる技量はない．私は，親の判断にそれぞれメリット・デメリットがあることを考えられる範囲で整理して提示する．そのうえで，ギリギリまで迷う時間を作り，最終的に親が決定する流れを作りたい．私ができることは，どこを選択しても，教育現場にこの子の特性，長所と短所を伝えることができること，場合によっては，教室の様子を見に行かせてもらったり，担当する教員と実際に会って相談することができるという，連携の保障を伝えることでしかない．

私のこころのどこかに，「わが子のことで，真剣に思い悩み，覚悟をもって判断するのが親の務めであり，それも親の生きがいであろうと」という思いがある．時に「でもね，こうしたわが子の未来にレールを敷く権利もこれからどんどん減ってきて，最後には，敷いたレールにだけは乗らないって，子どもに言われてしまうのですから，乗ってくれる時は自信をもって，このレールが良いと言い切っちゃいましょう」と，時間切れになる前に背中を押すこともある．

わが子のために決意したというエピソードは，親の，親だけのものにしてほしい．

c. 小学校

① 臨床現場に持ち込まれる主な受診理由

　この時期は，小学校に入学してから，あるいは入学前から，うすうす心配していたことが表面化したことでの受診となる．親は不安と期待をもちながら，まずわが子の入学式に臨む．

　「ともかく，入学式にきちんと入場できるかが課題だったので，先生に手をつながれて歩いてきたときはほっとしました」と，笑顔で母が報告に来られた．

　「参観日に行って，思ったよりも授業に参加できていたようで安心しました．その後の懇談でも担任の先生が『ともかく物知りで，すでに周囲からは博士と呼ばれています』と言われ，あの子なりに頑張っているんだと思いました」と安堵してほほえむ母．

　友人関係での悩みとしては，友達ができにくい，一人ぽつんとしているといった状況や，相手に手を出してしまうというトラブル，逆に相手からいじめや嫌がらせを受けるという被害などがある．

　「入学式から，ずっと校門まで，時には靴箱まで一緒に登校していました．いつまで続ければよいか迷っていましたが，近所の子が迎えに来てくれるようになって．でも，あの子のことなのでけっこう玄関で待たせてしまうのですが，一緒に登校できるようになったので安心しました」と，ほっとした表情を見せる母親．

　「おそらくお友達になりたいからだと思うのですが，どうしても気に入ったお友達を叩いてしまうようです．気になっているのはわかるんです．家に帰ってもその子の名前しか出てこないので．でも乱暴してしまうので，仲良くなれるはずがないですよね」と困った表情を見せる母親．

　そうした不安だらけの学校生活に対して，担任の教員がどのような思いをもち，どのようなかかわりを実際されるかということに対して，親は多くの期待をもちながら，厳しい判断基準をもつ．担任に加えて，コーディネーターや養護教諭，教頭先生が，どのようにスクラムを組んで，わが子に向きあおうとしてくれているか，親側の眼は厳しい．その一方で，学校側になかなか悩みを相談できないこともある．

　「運動会が終わって授業参観に行ったとき，担任から『2年生になる前に学習の場を検討してください』って言われました．やっぱりという思いと，まだ1年間どころか半年も過ぎていないので，決心もつかないし，本人は『学校が楽しい』って言うし，どうしたらよいでしょう」ととまどう母．

「普段とはまったく違う姿でした」と授業参観から戻ってきた母が報告に来た．「休み時間になると，交流するのが負担なのか，トイレに行ったり，図書館で過ごしているようです．授業中は，マイペースながら授業について行けているようです．お友達とは積極的に遊ばないためトラブルは少ないので，担任の先生は『よく頑張っていますね』と評価してくれます．でも帰ってきてから弟にちょっかいをかけてはよく泣かすので，結局，私に叱られてしまいます．学校で頑張っているのはわかるんです．先生に言っても『信じられない』って言われてしまうので，やはり私の愛情不足が原因なのかと思ったり」と，学校で頑張っているのは承知しながらも，家では叱ってしまい，その結果，自分を責める母の言葉．

こうした，ストレスにさらされる学校環境から帰ってきた子どもが，これまで以上に親に甘えたり，反発したり，ゲームなどに耽溺したり，きょうだいに嫌がらせをしたり，といった言動に親は不安を抱き，相談にみえることもある．家でのふるまいが学校での様子とあまりにもかけはなれているのだ．また，夜の寝つきが悪くなった，寝てしばらくしてから大騒ぎして起き出す，爪咬み，抜毛，起床直後に訴える一過性の腹痛や頭痛といった身体不調を前に，親はさまざまな心配をする．

「最近になって，毎週月曜は決まって朝起きが遅くなってきていて，行きしぶりをみせます．学校に行ってしまえば楽しく帰ってくるのですが，登校するまでが一悶着で，準備に時間がかかってしまい，私も朝から怒鳴り続けている始末です」と，疲れた表情をみせる母．

診察室では，① 学習，② 友人関係，③ 担任・学校との関係が中心で，その余波としての ④ 自宅での過ごし方に関した親の心配事と，子ども本人の悩みが語られる．

「B君が，僕のことを『ガイジ』っていうんだ」と，B君を叩く理由を説明する．A君はガイジという言葉が障害のある人のことを意味する言葉であることを理解している．「何てことを言うんだ」と私はB君が人としてまちがったことをしていることを非難した．

学習が深刻な問題になるのは，小学3年生以降が主であるが，本人はあまり語りたがらない．

「学校の勉強は大丈夫かな？」と問いかける私に，苦笑する両親のあいだに挟まれて「大丈夫！」とにこやかに答えるC君や，「まぁ，ほどほどに」と冷静に答えたD君も，家ではプリントを破り，時に自分で自分の頭を叩いたりしてしまうという．

一方，子ども本人から「お友達と仲良くするにはどうしたらよいですか」とか，「漢字が読めて書けるようになるには，どうしたらよいですか」とか尋ねられることも

ある．

　そして最近は，携帯所持やゲーム機やタブレット機の使い方をめぐる親子の相談に最も頭を悩まし続けている．

　「先生からも，ゲーム機の使いすぎを注意して下さい」と依頼されたり「ゲームは1日何時間が適切ですか」とか「ゲーム機を取りあげようとすると，それだけで大騒ぎになります」と相談されたり，「タブレットで画像ばかり見ていて，寝る時間が遅くなって」とか「私が疲れて寝てしまった後，どうも一人で寝ないでずっと見ているんです」という相談が持ち込まれる．となりでニヤニヤしているA君に「目は疲れない？」と尋ねると「全然！」と誇らしげに語る．私はタブレットで何をしているのか尋ねてみる．そして，深夜一人で動画を見て起きているA君のささやかな喜びと日中の寂しさに思いを馳せる．

　学校生活での孤立感や，学習不振からのやる気のなさなどと関係している場合，単にゲーム機の使用時間を設定するだけでは，子ども側の真の心の解決にならない場合がある．私は親と一緒に頭を抱えてしまうことが少なくない．

② **面接に臨む前に**
　面接に臨む前に，小学生のライフステージを概観しておく必要がある．小学校は6年間の生活の場所である．この6年間にもそれぞれのテーマがある．
　1年目は，まず園から学校への緩やかな環境変化になじむことが目標となる．それまでは楽しく参加することが主題だったが，ここに来て，学校の規則に沿って，学ぶ喜びと学ぶための態勢を身につけていく．

　「入学前には，本当に心配していました．うちの子がどんな思いで帰ってくるか，そればかり心配していました．最初の授業参観であの子が生き生きとクラスにいたとき，それだけでほっとしました」と安堵する親．

　一緒に行動することの外に，個々の成果が評価される．優劣が問われる．この強烈な経験は，小学校から始まる長い競争教育の序章となる．
　私が今も時々見に行かせてもらう小学校では，生徒が挙手して，教師に指名され，生徒が返答する．とたんに，「同じでーす」とか「違いまーす」とまるでシュプレヒコールのような大合唱が起こる．私の小学生時代にはなかったこのやりとりが，いつ頃から始まったのか私は知らない．ただ，個人的には，一生懸命考えて皆の前で発表した意見が，周囲から「同じ」か「違う」と，短絡的な評価にさらされる場面にいつも居心地の悪さを感じてしまう．自己の意見と自分が一体化しているこの時期，子どもたちは自分が受け入れられたのか，拒否されたのかと錯覚してしまわないだろうか．こうした「同じ」か「違う」かといった集団からの他者評価のなかで，子どもた

ちは自己評価していく．ここに問題は生じないのだろうか．

　担任の変更は，半世紀前の私の頃は2年ごとだった．最近は1年ごとに担任を変更する学校もある．担任も子どもたちも互いに，ようやく慣れた頃に別れるのはつらいこともあるだろう．でも1年で変わるということで，今の苦境を我慢しようと思うこともあるだろう．

　「この子が担任に慣れるまでというか，私自身が担任と話がちゃんとできるまでに，1年間かかりました．私自身，とても緊張するので，人に慣れるのに時間がかかるんです」と時間を味方にしたい親の言葉．

　「ともかく，この子は担任と相性が悪いようです．私もうまく話せないので．でも1年，あと半年で別の担任になると思い，それまでは我慢していこうと心に決めました」とサバサバした表情で語る母もいる．

　学習に関しては，私の経験では3年生頃から，負担が大きくなる印象をもっている．

　「普通の計算式は大丈夫なんです．文章問題になってから，ともかく出た順番の数字で式を作ってしまうんです．間違えると私に，『式にして』って怒るので．文章を読み解くのは難しいんだと思います．どうしたらよいか，とまどっています」と頭を抱える母親．

　それ以上に，3，4年生頃から子どもたちは，仲間づくりや友達関係づくりに苦労することも少なくない．特に孤立感や低い自己評価にさらされやすいこともある．

　「最近，ともかく口数が減ってきて，学校の様子を聞いても『なにも』，『べつに』というだけで，話そうとしてくれません．このあいだお友達のお母さんから『最近，いじめにあっているようね』と言われてびっくりしました」と語る母．

　5，6年生頃になると，上下関係のような親子関係が，情緒的には一部並列した親子関係へと変貌する時期でもある．ただしこれは，あくまでも子ども側の思いであり，親側はあくまでも上下関係に立っている．ゆえに頻回に衝突を繰り返すことになりやすい．

　「ともかく朝から私の言うことは何も聞きません」と声を荒らげる母の隣で「聞いてるじゃん」と答える子．それに即座に「あれが聞いているの，あれが聞いている態度なの！」とさらに声を荒らげる母．いたずらっぽく笑いながら「母さん．血圧が上るよ，落ち着いて！」と母を気づかうようにちゃかす子．

小学校時代は，狭義の学習成果だけでなく，日常生活場面での遊びや，仲間とうまくやる学習を重視するべきである．地域での仲間づくりの機会が少なくなった今だからこそ，子どもの心身の育ちにおいてこの6年間は非常に大切な時期となる．

　「勉強は，ある程度覚悟していたっていうか，ほどほどできればと思っています．でもお友達と仲良く遊べたら，そのほうがいいな，と思っています」と話す母．

③面接の工夫
　この時期の面接は，新たな場所へ不安と期待をもってわが子を送り込む養育者と，そこに順応しながら，自分の居場所づくりに四苦八苦している子どもと向き合うことになる．就学前以上に，子ども自身を中心にした面接を心がけつつ，同時に，さまざまな不安をもつ親とも十分相談する時間が求められる．
　私のこの時期における親子面接のスタイルは，基本同席面接で行い，子どもの緊張感に応じて，いったん子どもに席を外してもらい，親との十分な相談時間を取るようにしている．その後に，子どもと単独で相談する場合もあれば，親との話に招き入れる形をとることもある．
　就学後となると，自分のことの相談では，自分が日々行っている叱責が伴う行為が問題視されている，あるいは自分自身が周囲を困らせている事柄が話題とされるという自覚がある．ゆえに就学前のような初めての出会いの場所という緊張感以上に，自分のダメな所が，ここで話し合われるのではないかという警戒心が，面接場面にみられる．

　「ここは，生活しているなかで困ったことなどを相談するところなんだ．ここに来たってことは，何か相談があるのかな」という質問に対して，すぐに「実は…」と語り始めるほど，彼らは私を信用していない．多くが沈黙か隣に座る親へ助け船を目で要求する．時には元気に笑顔で「何もない！」と宣言する子もいる．
　もっと慎重な子は，診察室の扉の向こうで「僕は用事がないので，ここで待っているよ」という子もいる．

　小学1，2年生の場合は，学級生活が思うようにいかず，担任から注意を受け続けることに悩み始める．友達との関係がうまくいかないことに困り，必死に守ろうとする自分の生活ペースを周囲から無残に崩されようとしていることに恐れを抱いている子もいる．それを身近な親にもうまく伝えることができずにいる子もいる．ゆえに，診察室で出会う他人に，何をどう伝えればよいかなど，自覚しようもない．
　私は，診察室に来た子を前に，あるいは待合室で待っている子を思いながら，キミの味方でいたいという思いを，どうすれば伝えられるかに腐心する．少なくとも，来てくれたキミを叱り，単に言動を改めさせるような役割を担った大人ではないことを伝えたいと思っている．子どもは，私がどのような人間かを，厳しく査定している．

「この子の前では言いにくいので」と言いよどむ親に対して，「そうですよね．たぶん彼も何を言われるかと思っているかと思います．では先に彼と話をしてよいですか」と私は親に確認を取り，診察室の隅のおもちゃで一人遊び始めた子へ近づく．「学校は楽しい？」と尋ねると，彼は条件反射のように「楽しい！」と答える．「それは良かった．ここは，どんなことでも相談していい場所なんだ．学校が楽しいと聞いて安心したよ」と話すと「うーん．ちょっと，すこし．本当はまぁまぁ」と彼は答える．「まぁまぁか，何か楽しくない部分もあるんだね．担任は優しい？」と尋ねると，「うん！」と答える．「それは良かった．じゃ，お友達は？」とだんだんと彼の周囲の状況における思いを聴き続ける．

ある程度話が聞けたら「そうか，キミは学校はそれほど嫌ではない．担任も嫌いではない．クラスにいていつも大声を上げるA君とB君が嫌だなと思っているのと，その二人にきちんと注意をしない先生に対して，もっとしっかりしろ！って思っているってことだね」と総括して，「本当にありがとう．よくわかった．キミは説明が上手だね．じゃ，今度はお母さんの悩みを聞いてみるね．きっとお母さんはキミの前だと恥ずかしくて話せないから，ちょっとさっきの待合室で待っていてくれるかな」と退席をお願いして，その後，親から情報を聞く．

初回の面接では，ともかく私が有害な存在ではなかったと思ってくれることが最大の目標となる．だから，対面の面接はごく短時間に終え，診察室の隅に置いてあるおもちゃで遊びながら待っていてもらうか，そのおもちゃを持って，待合室で待ってもらうようにする．待合室では，看護師か受付のスタッフと一緒に遊んで待っていてもらうこともある．面接の工夫は，短い会話のなかで，子どもの対応の一部を明確にほめることである．親と話をしているとき，子どもが診察室の隅で遊んでいても，その隅に届けとばかりちょっと大きな声で「それは，すごいな！」か「へ～，えらいな～」と感嘆する．

待合室でスタッフと遊んでもらうのも理由がある．「困っている子ども」に，ここは安心してよい場所だと思ってもらうためには，診察室と私だけではなく，待合室でのスタッフとの交流を楽しめるほうが有効だったりする．

「前回，ここに来てお姉さんに遊んでもらったのがとても楽しかったようで，今度はいつ行くのって聞かれました」という母の言葉は，そのままスタッフに聞いてもらいたい．予約した日に来た彼の目的は，当然，私の面接ではなく，待合室でお姉さんと遊ぶことである．私との挨拶もそこそこに，彼は「じゃ，遊んで待っているから」とニコニコと診察室のおもちゃを両手に抱えて早々に出て行ってしまった．スタッフに負けたと，私は少しだけ悔しい思いを抱きながら，私にできる仕事をしようと気持ちを切り替えて，親の言葉に耳をかたむける．

3，4年生になると，学習成果に関する重たい思いが，子どもから語られる場合もある．

「先生が何を言っているのか，わからない」とか「別のことを考えている」とか「先生の話が回りくどくて，意味がわからなくなる」という診察室で語られる言葉は，授業中に，子どもの口から先生へ向けて発せられることは決してない．

「家で落ち着いてやると，けっこうできるんです」という母の言葉は，決して親のひいき目ではない．「学校だと落ち着かないよね」と言うと，彼は黙って頷いた．「いちばん気になるのは何？」と問うと，「先生の声」と答える．時には，部屋の蛍光灯の明るさが苦手な子もいる．

友達関係でも悩みを抱え，学習成果が出にくいなか，子どもたちは，身体不調や登校しぶりをみせることも少なくない．

「朝起きると，頭が痛くなる」としかめ顔で訴える子に，「どの辺が痛む？」と問うと，額に指を当て「この辺」という．ズキンズキンといった拍動痛は少なく，痛みの始まりが登校時間と重なり，休んだりすると徐々に痛みが消失し，午後にはすっかり良くなっているパターンがやや決まって繰り返される場合が多い．実際に子どもも「月曜日がいちばん多い」とか「休みの時はあまりない」と答える．ゲーム機などを頭痛で中断するということもほとんどない．

一応は，偏頭痛や器質的な疾患を鑑別することが求められるが，登校後の生活環境に一定以上のストレスがかかっている可能性を私は強く疑う．

私の面接の工夫は，この時期にどこまで子ども側に立つかという境界線づくりである．あまり子どもの言い分に肩入れしすぎると，親の不安や不信，あるいは反発を助長してしまうこともある．

「先日，先生の話を聞いて，子どもとの対応をみていたら，やはり私が，親として力がないと思いました」と，親を落ち込ませてしまうような面接は，大失敗である．「先生は子どもの精神科医ですから，うちの子の肩を持ちますよね．でも，私だってつらいんです」と，これも親を知らずに追いつめてしまった私の未熟な面接の結果である．

子どもは3年生以上になると，明らかに親へ反発する．子どもが自己主張を始めたというめでたい成長の証ではあるが，同時に徐々に親から離れようとしていく姿でもある．そのときに，子どもに寄り添いいいとこ取りしようとする私の言動は，親にとっては大切なわが子を奪い取られるような思いにさせてしまうこともあるだろう．

私は子どもとのかかわりを通して，親に自信を回復してもらいたい，それ以上にここまでのかかわりに胸を張ってもらえるような思いを持って帰ってもらいたいのである．当然のことであるが，私は決してこの子の親にはなれないのである．

時に子どもに診察室を出てもらい，親との面接になったとき，「親を中心に，いろ

いろと困らせますね」と最初に伝え「でも，子どもにしては，いろいろとうまくいかなくて困っているのだと思います．ただ，その困っていることを周囲に伝えることが苦手で，周囲も困ってしまう，そんな関係ができてしまっているのではないでしょうか．私はまだ，この子の困り感を正しく掴めているわけではありません．おそらく，この診察室でいちばんこの子のことを理解していない人間だと思います」と白状し，改めて親の方を見て「この子はかかわることが難しい子，手強いなと思います．そのような子を，ここまで育ててくるまでには，たくさんご苦労されたと思います．偉いと思います」と親をねぎらう言葉を紡ぎ出す．

　学校という学習成果で比較され，順列がつく舞台での生活が始まるということは，親もまた親としての力量を採点されているような気持ちになるだろう．

　「あれほど，配慮が必要と事前に伝えていたのに，担任が来たばかりの先生で，まだ経験が少ないようで心配です．学校側にどう言えばよいでしょうか」と，事前に見学に行き，教頭先生にやんわりと子どもの様子を伝えていた母は，受け持たれた担任の若さと経験不足に不安を抱いた．
　逆のパターンもある．「担任が定年間際の先生で，配慮とか支援とか言っても伝わらないかも知れません」と会う前から心配されて相談にみえた母もいる．

　これからの1年，どう相互にかかわっていくか，そこに親がどのように絡んでいくか，は難題である．ただ面接の工夫のなかには，できるだけ関係する人たちの存在をポジティブな存在として親にはとらえてもらいたい．

　「でも会ってみると，これがなかなか凄腕だったりしますよ」とか，「フレッシュな先生のほうが，臨機応変に長けて，最新の教育方針を身につけているかもしれませんよ」とか，「特別支援教育が始まる前から多くの生徒とかかわってきた先生の力は侮れませんよ」と，スタート前の不安を和らげる言葉を選択する．
　「実は上の子の担任で，またあのときの苦労の再現かと思うと，子ども以上に私が落ち込んでしまいます」という母に対して「相手の動きを熟知しているわけですし，相手の出方がわかるので，お母さんのほうで先手が打てるって利点もありますよね．それに，どうせ6年ずっと，というわけでもないので，まったく知らない方よりは，かえって好都合かも…」と語尾を濁して落ち込みすぎないように言葉を選ぶこともある．

　実際，学校現場で受け止め対応してほしい部分も多々あるが，最近の教育現場の多忙さを見聞きすると，教師もまた疲労困憊している．教師もまた周囲からねぎらわれるべき存在であるとしか思えない．
　面接では，子どもとの信頼関係を結ぶこと，そして親をねぎらうことでこれまでの子育ての自信を回復していただきたい．そしてできれば，今後，連携する教育現場と

も円満な関係が築けるよう，間接的に学校現場を評価しながらの環境調整を目指したい．

④ これからのかかわりを示す

面接の工夫のなかで，前向きに生活に向き合う心境，心のエネルギーに留意しながら，①学習，②友人関係，③担任・学校との関係，④自宅での過ごし方についてのかかわりのヒントを一緒に検討する．そのためには，子どもの様子を総体的に観察することである．

一般に，子どもと家族の見方にはいろいろあるだろうが，私は，

全体印象として
- 第一印象からその子のキャッチフレーズ（明朗快活，小さな博士，石橋を叩き割るほどの慎重な子，オタク以上の博学オタク，他者のための滅私奉公，忍者以上のすばしっこさ，憎めないおっちょこちょい，など）を心に留めおく．
- 実際の言動からそのキャッチフレーズを否定するような逆の側面（明朗快活の背景にある落ち込みやすさ，石橋を叩き割るほどの慎重さと橋の構造を見ないで渡ろうとする衝動性，他者のためは自分のため，など）を探すことで，子どもを多面的に診ることを軽視しない．

親子家族の関係性として
- 入室するときの順番，座る椅子の距離，困ったとき親にSOSを出すかどうかなど
- 子どもの前での話への配慮の深浅
- 同席した父が話の輪へどう参加するか
- 親の教育・療育方針

子どもにある力として
- 運動機能（大きな動きの俊敏さや，細かい動きの器用・不器用さなど）
- 話し方や言葉の選択（正しく話せているだろうか，状況に応じているだろうか，持って回った言い方はしていないだろうか，能動態と受動態の使い分けなど）
- 会話の理解力（話や思考の内容は，ある程度筋道を追えるか，まとまっているか）
- 知的能力
- 気分・情緒的な面の変動の有無（状況との因果関係，季節性など）
- 一人の過ごし方（空想あるいは自分の世界への浸り具合）

生活リズムについて
- 就寝時間と起床時間
- 食事時間と規則性
- ゲームなどの使用方法にルールがあるか
- 児童デイサービスの活用程度

友人関係
- 友達の誘い方・誘われ方，友達とのつきあい方や遊び方
- 自宅と自宅以外でのかかわり方の違い

などを頭の片隅におきながら，観察あるいは質問していくようにしている．

表 2-5　標的となる言動に対する対応例

1. 社会性のつまずき，自己中心的にみえることに対して	

- いじめ・からかいから守る
- （漢字博士とか恐竜博士とか）子どもの優れた学習能力に注目する．他児がその子の特徴を良い力として評価できれば，その子を仲間として受け入れるようになる
- 友達を欲しがっていることを信じる．ただ，つきあい方がわからないだけなので，対人関係上の手がかりにどう応じたらよいかを教え，いろいろな対人場面での行動の仕方を教える
- 他人の身になることが苦手とはいっても，正しい対応の仕方を習得することはできる．人を傷つけたり困らせたりしたら，なぜそういう行動が良くないのか，どういう行動なら良かったのかを説明しておく
- 孤立しがちなので，周りの子どもとかかわるときに，教師は力を貸すべきである

2. 社会性への戦略

- 子どものいる小集団全員の集団争い意識を，競争から協力へと変更する
- 自分から上手にSOSが出せるように配慮する
- クラス内に弱者意識をもたせない（いじめの温床になりやすい）
- 何事も協力し合い，助け合い，認め合えるようなクラスづくりを目指す
- 重要なのはルールを守ることと，自分の思いを相手に伝えることである
- ゲーム感覚で社会性を養うと，有効なことが多い

3. 興味・関心の狭さ，決まりや興味・関心の押しつけ

- 自分の興味の範囲外の課題はしたがらないことが多いことを理解する
- 子ども自身の興味を追求する機会を与えることも大切で，子どもに歩み寄ることも必要である．最初はすべての課題を子どもの興味に応じたものにする必要があろう（たとえば恐竜に興味をもっているなら，恐竜に関する文章・数的特徴・読み・つづりの課題を出す）．そして，徐々に他のテーマを課題に取り入れる．子どもの興味の範囲を広げるために，子どものこだわりを活用する
- 課題をやり遂げればどうなるかを，確実に予測できるように伝える．子どもが自由にできることと，特定のルールに従わねばならないことについては，はっきり毅然と伝える．関係のない関心事について，しつこく話したり質問したりすることを許さない．そういうことのできる時間を別に設け，誠意をもって対応する
- 望ましい行動を定着させるためには，子どもを「わかりやすく」ほめることである
- 教室内の構造を組織化することで，わかりやすくしておく
- 集中力に問題がある子どもには，時間を細かく決めて対応する．宿題や授業課題の量を減らしたり，休息できる場所を校内に確保する
- 席は前から2列目か3列目にし，授業に集中できるように頻繁に質問する
- 注意がそれたら，名前を呼んで注意を喚起しておく
- 自分の内面の考えや空想から，現実世界に注意を向け直すよう，教師は積極的に働きかける
- 注意が散漫にならないように，邪魔な物は机や教室から排除する
- 単純明快で簡潔な指示を心がける
- 気が散らないように，窓際や廊下側は避け，教師の近くに座らせる（緊張の強い子は2，3列目に，緊張が強くなければ最前列に）
- 机と机の距離をとり，容易に四方の子どもに手が伸びないように配慮する

4. せっかちさ・衝動性

- ささいなことはできるだけ無視し，何か良い場面があればすぐにほめる
- 正しい行動を示す文章や図を示しておき，失敗したときにそれに気づかせ，気づいたらほめる
- 先入観で判断しない，説教や批判はしない，過去のことを蒸し返さない

5. 落ち着きのなさ・多動性

- 多動性を抑えようとせず，教師主導で「動ける保証」をする
- 授業中に小休止を設定したり，ストレッチ体操などを取り入れる
- 子どもに完璧な態度を求めず，多少のだらしなさは容認する
- 移動教室使用時は，単独行動でなくグループで移動させるか，何らかの役割をもたせる

6. 協調運動の苦手さ

- フラストレーション（欲求不満）がたまったり，チームメンバーにからかわれたりするので，無理に競技スポーツに参加させない
- 競技スポーツプログラムよりも，身体教育プログラムを重視する健康カリキュラムに入れる
- 制限時間のある課題を与えるとき，子どもの筆記速度や反応・集中速度は遅いということを考慮する
- 必要な時期は，常に手を貸し続ける．十分に時間をかけて，注意深くかかわる

表 2-5 標的となる言動に対する対応例（つづき）

7. 学業不振・学習困難
・必ずできる指導を心がける ・できたときは，きちんとほめる ・本人のもつ自己評価に気を配る ・必ずやり遂げられるように構成された，高度に個別化された学習プログラムを提供する ・聞いたことをオウム返しするだけのことがあるので，それを理解しているとは思わないように気をつける ・授業内容が抽象的なときは，説明を補足し，簡単にする．感情の微妙なニュアンス，意味の重層性，小説に出てくるような人間関係の問題は理解できないことが多い ・しばしば優れた読解力をもっているが，言語理解力は低い．文章をすらすら読めるからといって，よく理解しているとは考えないこと ・優れた記憶力を活用すること ・興味のない科目には努力する意欲がわかないので，学業成績は振るわないことがあることを理解する
8. 不安に対して
・予測可能で安全な環境（構造化）にする ・予定の変更は最小限にする ・日課をあまり変化させずに，恒常的なものを優先する ・不意うちや，びっくりさせるようなことは避ける ・初めての活動や，先生，クラス，学校，キャンプ等の行事など，未知の物事に対しては，恐怖心を抱きやすいので，必ず前もって準備して和らげておくことに留意する
9. 自尊心を育むために
・子ども同士の励まし合いを学級内につくり出す ・間違った行動は叱責・指摘せず，正しい行動を教える ・集団の中で「恥ずかしい」経験をしないよう，配慮する

　そのうえで，問題視されている事態に対して，どのような環境調整が可能か，それは子ども自身へ働きかけるものか，親・家族に働きかけるものか，関係者同士の情報交換はどれほど可能か，そして薬物療法を検討する必要があるかなどの視点で検討する．

　子ども自身へ働きかけることとしては，診察室に来たときに，相談すべき悩みを忘れてしまい，あるいは過度に緊張して，上手に相談できない場合がある．そのようなときは，親に事前に相談，報告し，メモをしておくようにお願いすることもある．

　学級内での子どもへの働きかけは最も重要となり，具体的な対応プランが必要となる．**表 2-5** に例示するが，実際は個々に応じた支援計画ということになるだろう．**表 2-5** は標的となる言動に対するものである．

　これはあくまでも参考例であり，子どもの年齢や特性，さらにクラスの雰囲気，そして担当する教師の個性などを総合的に判断して検討を重ねることを重視すべきである．

　その基盤となるのが，「ほめること」である．そのコツは，
① 行いをほめる
② ほめるタイミングは，行いの最中か直後に
③ 子どもの目を見て，子どもの背丈に合わせて（かがみ込み）
④ 笑顔で，喜びを表す声の調子で
⑤ 子どもが最も喜ぶほめ方で

⑥ できるだけわかりやすく，短い言葉で
⑦ 皮肉を交えず，当然，叱責もせずにほめる
などである．

　親・家族に働きかける方法として，**図 2-3**，**2-4**（p.44）に示した行動療法的なかかわりがこの時期より有効となる場合もある．

　また，親への働きかけの一つとしてペアレントトレーニングがある．ペアレントトレーニングとは，ADHD のある子どもの言動を理解し，行動療法に基づく効果的な対応を，同じ境遇にいる親たちとともに学び，話し合い，練習して，より良い親子関係づくりと，子どもの対人関係技法の向上を目指すものである．Barkley ら[16]は，この方法が有用な子どもの年齢は 2〜11 歳が適切であろうと述べている．

　詳細はすでに多くの関連書籍があるのでそれを参照していただきたいが，おおよそ 10 回 1 クールとし，1 グループを親 5〜6 人で構成し，1 セッションを 90 分程度にしているところが多い．

　子どもの行動を観察したうえで，① 良い行動なので今後も継続してほしい，② し続けてほしくない行動なのでやめさせたい，③ 危険性もあり今すぐにでも禁止したい，という 3 つの行動に分類して行動リストを作る．最初は，① の良い行動に注目し，子どもがその行動を示したときに，すかさずほめることで行動の強化を図り，次第に ②，③ の行動に対するかかわり方を学び，実践していく．ほめ方の練習に加え，親子で過ごす時間の楽しみ方，行動療法や薬物療法，学校連携のレクチャーなどを盛り込んでいるパターンもある．手のかかる特性の強い子どもとつきあっている親は，**図 2-3**（p.44）の「行動の悪循環」に示したように，これまで否定的あるいは行動修正にばかり熱心になりがちで，しかしいっこうに行動が改まらないことで親自身も自己肯定感を貶め，日々いらいらしていたり，落ち込んで過ごしていることが少なくない．

　ペアレントトレーニングは，自然体の子どもに肯定的に注目することや，注意するときに冷静に落ち着いて穏やかにかかわることで，わが子を愛おしく思えたり，かかわりに自信を取り戻すことを目指す．また同じ悩みをもつ親同士のグループなので，個人として責められたり，一人で重荷を背負うといった雰囲気が少なく，孤立しないで自助グループ独特の安心感を得ることに意義があると思われる．

　ただ，この経過中に，これまで以上に子どもの行動を見つめることで，逆に事のたいへんさを自覚し，ストレスが増強する場合も時にあるので留意すべきである．状況によっては，親個人への積極的な精神療法を優先すべき場合もある．

　当初，ADHD のある子の親を対象としていたペアレントトレーニングは，その後，発達障害そのものの連続性と，広汎性発達障害のある子の親支援の一法として種々のアレンジが積み重ねられ，「発達障害圏の子の親のためのペアレントトレーニング」という位置づけに拡大している．

　関係者同士の情報交換については，障害名や診断名を，本人およびクラスの子どもたちやその親などに，どこまで広げ伝えるべきかが，常に議論される．私が一貫して思っていることは，障害名や診断名もその子の持ち物の一部であるので，まずその子

表 2-6 WISC-IV の言葉の置き換え

	下位検査評価点		いろいろな力
言語理解	類似 単語 理解 知識 語の推理	言葉の力	言葉の共通点 言葉の意味 社会的なルールの知識 学校で学ぶ知識 言葉あてクイズ
知覚推理	積木模様 絵の概念 行列推理 絵の完成	情報処理の力	積木あわせ 絵の仲間探し 穴埋めクイズ 足りないもの探し
ワーキングメモリ	数唱 語音整列 算数	記憶力と推理力	数字の記憶 数字とかなの並び替え 計算力
処理速度	符合 記号探し 絵の抹消	作業スピード	記号の書き写し 記号のあるなしクイズ 動物を消そう

WISC-IV：ウェクスラー児童用知能検査第4版

に伝えないと何も始まらないということである．小学生の段階では，私は子ども本人に障害名や診断名をそのまま伝えることはしない．ただし，わざわざ学校を休んで診察に来ていること，時にはかなりの時間と努力を求められる心理検査も行うのであるから，その結果はきちんと本人に伝えるようにしている．その場合も，頑張って心理検査をしてくれたことでわかったこと，特に本人が何が得意で何が苦手か，これからどこに気をつけて生活をしていくとよいか，そのときにどのような応援を周囲にお願いするべきかを伝えるように心がけている．

　子どもに行う知能検査ではウェクスラー児童用知能検査第4版（Wechsler Intelligence Scale for Children-IV：WISC-IV）をよく使う．その説明では，各下位検査評価項目の名称を**表 2-6**のように，わかりやすく置き換えて説明することもある．

　WISC-IV の結果をもとに本人に伝えるときは，私はたとえば次のように説明する．

　「言葉の力では，言葉の意味が最も優れていて，次いで言葉の共通点，学校で習う知識の順でした．苦手分野は，社会的なルールの知識でした．生活場面では，キミは言葉の意味をよく知っており，またその言葉を使っての回答はなかなかユーモアにあふれたものです．ただし，これはときに相手にうまく伝わらない場合もあり，長所にも短所にもなります．相手次第という印象があるので注意が必要ですね」

　「作業スピードはキミのなかで最も苦手なものでした．記号の書き写しよりも記号のあるなしが苦手で，ここでもおそらく不注意のミスや見落とし，気づきの遅れがあったと思われます．このミスの傾向は，積木あわせ，絵の仲間探しで確認できましたが，穴埋めクイズが得意だったので勘の良さも発揮されました．勘の良さは長所ですが，勘が良すぎるためか，全体に取り組みが早いせいか，見落としや不注意のミスにより，効率が悪い結果になります．これはがんばったわりに見返りが少ないということにもなりますので，注意したほうがよい点です」

子ども本人と親の承諾を得て，学校関係者へこの結果を伝える場合もある．そのときも，文面は必ず親に目を通してもらう．

私は発達障害を中心とした子どもへのかかわりで最優先されるものは，本人の臨床評価（診断）に加え，本人，家族，周囲の関係者と円滑な治療関係を結ぶこと，そして心理・社会的な調整を図ることであると考えている．治療者に求められているのは，彼らの生活の安定である．医療が求められるほどの生活の困難さに気持ちを添わせ，これまでの努力に敬意を表し，まずねぎらう．その後に臨床評価に基づき生活環境の調整を一緒に考え，対処方法を提案する．

初めから妙案が浮かぶわけでもなく，調整困難な日々を共に歩みながら，治療関係，いや人間関係を構築していく．そのため，生活場面と心情の聴き取りに十分な時間をかける．さまざまな創意工夫を重ねながら，時に精神科薬物療法の提案をする場合がある．薬物療法はここで初めて検討する．その判断提起は私が行うが，関係性がある程度樹立し，心理・社会的な調整だけではなかなかうまくいかない，あるいは併用したほうがより有用であろうというある程度の勝算が確かに私にあり，薬物のメリット・デメリットを本人，家族に説明したうえで，決めていただくという方針を柱にしている．

そのうえで薬物療法を開始するときには，その前に子どもの名誉を回復するよう働きかけて勇気づけし，さらに，薬を使用することで「発揮できないでいたキミの本当の力が出せるようになる」という説明をするようにしている．できるだけ少量から始める．「この程度の量では，きっとキミの本当の力を引き出せないかもしれない．でも薬って奴はいじわるで，最初に副作用が出て，それから期待する作用が出るようになっている．あまり最初の副作用でつらくなってほしくないので，とても少ない量から始めようと思う」と説明し，服用後，2，3日目に自宅へ連絡して飲み心地を確認するようにしている．危険な薬ではないが，丁寧に使用するべきものであるということを伝えたい．効果があったとしても，日々の生活を薬がすべてコントロールできるはずはない．私は，薬を服用することで，生活がより安定する実感を得た場合，将来は薬の力を借りずに生活が送れることを目標にしたいと思っている．それまでのあいだは薬を上手に利用してほしいと願っている．

Heymanら[17]は，「児童精神医学では，薬物療法『志向』の医師と『反対』の医師との論争において感情的な意見のみが先行してしまうことがある．すなわち，ある種のケースにおいてはイデオロギー（観念論）が治療方針を左右することもある」と述べた．私[18]は薬物療法に対して推進派でも反対派でもない．ただ論争を避け，臨床状況を総合的に判断して薬物の助力の必要性を個々に考えるべきだと考える．漫然と薬物を処方することを諫めるだけでなく，時に躊躇せず薬物を使用する毅然とした態度も求められる．確かに，われわれは，常に当事者に対して良かれと思って行為しようとしている．しかし，同時に己の行為に潜む思いも直視し続けなければならない．

⑤ **関係機関との連携**

児童発達支援のなかでも放課後等デイサービスは重宝である．学童保育などもある

が，これは構造化されていないことが多く，集団内でのトラブルがどうしても生じやすい．その子にあったメニューを選択して，放課後等デイサービスを活用したい．

さらにこの時期の連携は，通学している学校と医療機関とが円満にかかわりあえることが重要となる．現在の「特別支援教育」が目指す姿は，子ども一人ひとりへの理解と指導上の専門性の向上である．そして，学校内での支援体制の強化・構築に加え，学校外の専門家等の人材を有効活用するよう，有機的な連携協力体制を構築することである．さらに前述したように2016年4月から始まった「合理的配慮」というかかわりの具現化が求められる．

実際は，クラスに発達障害傾向のある子どもがいるとき，担当教師が一人で学級運営をしていくことには，非常な難しさがある．これは，実際に学校を訪問してクラスの様子を見せていただくと一目瞭然である．クラスあるいは学校という社会は，個々の存在を，集団が支え合い，互いに認めあう力で包み込むことによってはじめて安定する．決して個々の存在だけが課題になるものではない．

個への近づき方，配慮だけではない．学級全体を船にたとえると，順調な航海をするための船長の舵取りが重視される．その船長を支えるのが，養育者あるいは家族と担任あるいは学校との良い協力関係である．親には親の価値観や子ども観がある．教育現場にも相応の哲学がある．これがなかなか歩み寄れない場合もあれば，衝突してしまうこともある．

「担任は，どうも私がきちんとこの子の生活をみていない，手をかけていないように思っているようです．お便り帳にも随所に『もっとほめてあげて下さいね』と書かれています．よほど私が厳しく当たる母親と思っているのでしょうね」と，子どもに全力投球している母は，なかなか思いが伝わらないことに苦しんでいる．

「実際に，親御さんは一生懸命だと思います．それは見ていてわかります．でも，夜遅くにレンタルビデオ屋さんで見かけたり，コンビニで見かけたりすると，生活リズムが乱れていないか，それが心配なんです」とまるで家族のように心を痛めている教師もいる．

私は，関係者と養育者が，子どもが示すさまざまな言動を理解しようとするなかで，安易な責任の追求や，犯人探し的視点により情緒的な確執を増強させてしまう現場を見てきた．両者とも「子どものために，子どもを責めずに」対応しているにもかかわらず，そこに生じる認識のずれは，かかわりの悪循環を生んでしまう．

私が考える連携は，
① 互いの職場に足を運び，それぞれの仕事の内容・職場の雰囲気・たいへんさに身と心を寄せ，できるだけ理解しておく
② 相手の職場の仕事に就いた場合を想定してみる
③ 己の職場の専門用語を使用して話をすることのないように注意する．できるだけ日常の言葉でのやり取りを心がける

④ 出会ったときに「ご苦労さま，お互いたいへんですね」と声をかけ，相手をねぎらうことを忘れない．くれぐれも，苦言・提言からは会話を始めない
⑤ 関係者の助け合い・支え合いは，保護者と子どもを支えるもとになると考えておく
⑥ それぞれの専門的立場を尊重し，尊敬する
⑦ 最も大切にしたいのは，子どもの「今の心」であり，「未来へ向かう育ち」であることを共有しておく

ことで，積み上げていくものである．連携は，本当に必要なときに求められる人的戦力と精神的支えを生む．そのため連携関係にある者同士は，互いに尊重しあうなかで，それぞれの思いがつながりあう．

山住とエンゲストロームら[19]は，こうしたつながりを，自由度を高め臨機応変に柔軟に活動の糸を結び合わせ，ほどき，ふたたび結び合わせるというようなイメージから"ノットワーキング (knotworking)"と呼んだ．"not working"ではなく，"knot（結び目）"，すなわち結び目づくりのことである．関係者は，当事者のその時々に求める支援内容によって，臨機応援に柔軟に必要に応じた関係者と結び目を作っていくことが求められる．それが，連携の礎となる．

クリニックでは，実際にかかわる教員にも同伴してもらうこともある．親と顔を合わせて子どものことを一緒に考えることで，連帯感が強まることもある．電話やお便り帳でのコミュニケーションとはまた異なる出会いとなる．また，家庭でも学校でもない，診察室という空間は，親と教師にとってはアウェイである．これが冷静に情報交換をするうえで必要な，適度な緊張感を生むことにもなる．

d. 中学校

① 臨床現場に持ち込まれる主な受診理由

中学生でも相変わらず，① 学習，② 友人関係，③ 担任・学校との関係が中心で，その余波としての ④ 自宅での過ごし方についての課題が，診察室に持ち込まれる．

異なっているのは，親にとっては，小学校の6年間の経験から，わが子の弱点が明確となり，そこをどのようにすれば克服できるかという視点に立てるというわずかな自信があることであろうか．一方，子ども自身にとっては，さまざまなつまずきが，自分にある特性から来ているという理解でなく，自分の力不足から来ているという誤解が積み重なり，自己評価を落としてしまっている場合が少なくない．

そのなかで，中学進学を前に，さまざまな思いを馳せることがある．

「この子は，小学4年頃から，みんなと同じ中学校には行かないと宣言しました．おそらくいじめというか嫌がらせのためだったと思います．中高一貫校に進むと言って，本当に睡眠時間を削って勉強していました．だから，不合格になったとき，『もうおしまいだ』と言ったのは，本音だなと思いました」

これは，その後しばらく不登校からひきこもりに至った少年の母の言葉である．

それでも，進学先に新たな光が見出せることもある．中学入学を「人生のリセッ

ト」と語った子がいる．

「小学6年生の最後の卒業式は，本当につらかったようです．何度も出ないって言ってましたから．中学では部活動をしたいとずっと言ってました．ヒコーキクラブで飛行機を作りたかったようで．おかげで今は，勉強はまだまだ苦労していますし，友達関係も難しいようですが，部活には皆勤賞です．ほんとに，よく頑張るなと思います」

これは，診察室でずっと紙飛行機を折り続けた少年の母の言葉である．

想像以上に学習につまずきをみせた子もいた．

「小学校までは，私がノートやプリントを一緒に確認しながら取り組ませてきました．5年生くらいから，一緒にやりたがらなくなりましたが，中学進学を機に『僕はこれから一人で勉強する』と言って，私を部屋に入れてくれません．きっと勉強しないで，動画を見ているのだと思います」と，困った表情で語る母．

「学校に行かなくなった理由は，自分ではわからないのですが．唯一，中学1年生の期末試験で，本当に自分でもびっくりするようなひどい点数を取ったことがあります」この子は，その後の検査で限局性学習症が強く疑われた．

中学では，これまで以上にコツコツとした学びの積み上げと，定期試験で成果が出せるような計画的な学習が求められる．さらに，個々の学習を担当する教員との相性が問われはじめる．

読み障害が顕著な限局性学習症とADHD，自閉スペクトラム症が軽度に重なりあった子が中学に進み，小学校時代には90点前後を取っていたテストが0点，5点となってしまった．

驚いた母が診察室に来られ，これまでの経過を話された．小学校ではずっと怠けだと言われ続けたこと，うちの子は限局性学習症と診断されたと担任に言っても，「お母さん，この子が障害なら，うちのクラスの下から5人の生徒全員がその障害ということになってしまいますね」と言われ唖然としたこと，「私が教えていくしかない」と覚悟して，これまで一緒に頑張ってきたこと，でもさすがに中学となると「私もわからないところが多くて」と白旗を揚げてしまったこと，その結果がこの点数だったことを，目に涙を浮かべながら母は語った．

事前に会った子どもは「確かに難しくなったけど，それ以上に回答用紙が問題と別々だったので困った」と自己分析していた．

「彼は限局性学習症のほかに，目の協調運動のつまずきと，視覚情報の短期記憶に弱点があると思います．きっと，問題用紙と回答用紙が同じ1枚で構成され，漢字にルビが振ってあれば，もっと良い成績を取ると思います．それと消しゴムを忘れず

に，鉛筆は多めに持参することを忘れないこと」と私は母に告げた．私は「問題用紙と回答用紙が同じ1枚で構成され，漢字にルビを振る」のは，おそらく中学では難しいと思っていたが，来ていただいた担任にお願いしたところ，翌日の職員会議で徹底してくれることになり，次の定期試験ではほとんどの教科で80点以上の点数を取ることができた．唯一現代国語だけは，これまで同様の試験スタイルを担当教員が主張したため9点だった．

　私は担任に，「この子の真の力を確認するのに，よい判断をしてくださいました」とお礼を述べ，現代国語がどうして改善していただけなかったかを尋ねた．すると一言「それが彼の教育観のようです」と担任は静かに語った．

　私はその国語教師を責める気持ちはない．個々に自らの学問に対する矜持があるのだ．社会はそうした流れももつ．それでもくじけずに生きることが大切であることを，私は彼に伝えたい．

　その後彼は，この担任が卒業まで担任を引き受け続け，安心した学校生活を送ることができた．小さな衝突や誤解は相応にあった．彼により，嫌な思いをもった生徒もいた．彼もまた傷つけられた場面もあった．私はこれが社会だと自覚した．同時に，ある覚悟をもって引き受け続けた担任がいるという現実もあるじゃないか．世の中捨てたものではないと，勇気づけられた．

　生態環境モデルの始祖Bronfenbrennerは，クレージーなほどその子のことを思える人が一人でもいれば，その子は救われる，と語ったという．私は人が育つためには，人を信じる力が問われるという思いをもった．その子の卒業式を無事終えたある日，3年間担任をし続けた教師が私に会いに来て，卒業文集を見せてくれた．そこには，彼と一緒に学ぶ時間のなかで，自分自身がたくさんの気づきを得たことに感謝する数人のクラスメートの言葉が記されていた．「僕が書かせたわけではないですよ」と笑いながら語った先生は「でも，先生，これが教育の力です」と言い切った．

　私は，そこに本当の教師の姿を見た．この光景は，15年以上経ってもいまだに色褪せずに私の記憶のなかにある．

　中学になっての友人関係の築きにくさは，痛々しい．そろそろ思春期の嵐がやって来る．それまでに心の支えとなる同性の友人と出会いたい．しかし，それはなかなか困難である．

　「困ったことというか，小学校までは特に意識していなかったんですけど，友達が欲しいなぁと思います．一人で夜寝るときに，とても哀しいというか恐ろしくなるんです．何かこの世の中で，僕だけがひとりぽっちなんじゃないかって，思ってしまうんです．でも，ほら，僕はコミュニケーションが苦手なんで．相手にどう話しかければよいか，わからないんです」

　小学校時代からかかわってきた少年も，最近は一人で診察室にきて，心の痛みの一

部を語っていく．

「そうですよね．寂しいんだろうと思います．中学に入ってから急にまた私に絡んでくるというか，甘えてくるというか．でもほら，身体は大きくなっているので，さすがに抱っこするわけにもいかないし．年頃からすると，そろそろお父さんに男同士でかかわってほしいと思うのですが」
これは，中2男子の母の切実な思いである．

中学になると障害そのものの特性から生じる「仲間づくり」への失敗，周囲の人の目，外部評価に著しく敏感になる．そのなかで，周囲がみせる言動を被害的に受け止めやすいという事態に陥りやすい．

「教室に入ると，さっきまで私の悪口を言っていたのをやめるんです．ジロッと私を見るので間違いないです」と，怒りと恐怖を混ぜ合わせた表情で語る少女．

小学校時代からのストレス性の身体症状も継続していく．さらに自傷行為，特に自分で自分の手首を切るという手首自傷をみせることが少なくない．しかし，いちばんの問題は，そこにある寂しさではないだろうか．

「そのリストバンドは？」と私が尋ねると，隠そうとしつつリストバンドを取り，切創のあとを見せる．私が尋ねないとソワソワするし，見つけるとしまったという表情をみせる．

「自己評価の低さ」からの無気力，投げやりな態度をみせたり，「受け入れてもらえないことへの怒り」から，教師の対応に感情的になり頻回な衝突を示すこともある．

「学校から早退してきた」とジャージ姿で受診してきた少年．「先生が，ちっともわかってくれない．俺は頭が痛かったけど，頑張って登校したんだぜ！ なのに，『また遅刻だね』って，ホントうざい」と思いの丈を診察室で語る．私は，彼にはその担任の期待に添いたいという思いがあることを知っている．先週はその担任に頼まれて，パソコン修理を一緒にしたことを，とてもうれしそうに報告しに来てくれたから．でも，きっと担任は，見た目の派手さ（彼は中学1年から耳に穴を開けている）とは裏腹のこの子のこれほど純粋な思い，先生のことが大好きなんだ，ということに気がついていないのだろうな，と，私は上手に口に出せない思いを抱えながら「まぁ，それでも明日，登校してやれよ」と話すしかなかった．

中学以降になると，親もなかなか毅然とふるまいにくい．子ども側も必死に自己主張する．

「ゲームをやめてっていうと大声を上げます．早くお風呂に入ってねというとわざと足音を大きくします．階段を上るときに私が近くにいると，必ず壁を強く叩きながら上がっていきます．お父さんがいるときはしません．先生，これって発達障害ではなくて，わがままじゃないんですか」

「うーん，きっとこれが思春期ってやつですね」とわかったようなわからないようなことを私は話す．

さらには，いじめや家庭内での暴言，暴力，自宅からの金品持ちだし等への対策をめぐっての相談も少なくない．地域の児童相談所と連携して事にあたることもある．

② **面接に臨む前に**

この頃から，子どものテーマはこれまで守り神であった親からいかにして精神的に自立し，親以外に頼れる存在をつくりだすかである．家族のテーマは，これまでの12年前後，ずっとこの子中心に営んできた生活様式から，他のきょうだいにも目を向け，さらに親それぞれが自分自身の思春期をどのように疾走してきたかを振り返り，多少の後悔と充実感に浸り，そのうえで，今後の家族全体のバランスをどう考えるかである．

思春期とは，年齢的には中学校進学後から高校卒業までの時期で，身体的変化，親子関係の変化，他者関係の変化の3つの変化に直面し，"私"との直面と"他者"との出会いを通して，自己を統合していく時期である．みずみずしい感性を示しながら，他者評価にオロオロし，些細な言動を警戒しては評価が下がらないように苦労する．

時にわずかにでも体重が増えた身体変化は受け入れにくく，外的評価に過敏になると体重にこだわりはじめ，摂食に過剰な注意を払うようになり，摂食障害と呼ばれる場合もある．

時に，自分から相手を不快にさせているような異臭を発していると思い立つと，頻回にシャワーを使用し，不自然なほどの量の香料を使っても集団にい続けることができず，不登校とか自己臭恐怖とかに至ることもある．

時に，匿名でインターネットで言語表出をし続け，バーチャルリアリティのなかでも疎外体験に至る場合もあれば，すべての外的交流を断ち切り，ひきこもりを選択する場合もある．

時に，親を振り回すことで小さな万能感に浸れるということで家庭内で暴力行為をしたり，さまざまな変化への驚異から，せめて身の回りのものの消失・変化を防ごうと，必死にテレビ番組を撮りだめしたり，お気に入りの雑誌をすべて所有し続けて，自室にため込み続けようとすることもある．

時に，会ったこともない人とSNSを通じて出会い，貯金を下ろして家出して会いに行こうとしたりする場合もある．

親は，こうした大きなエネルギー溢れるわが子の動きの前に，途方にくれる．夫婦で意見が食い違うと，なかなか歩み寄りができなくなる．時にきょうだいの悩みがこ

こに混入してくる．

　「どうしていつも僕ばかり叱られて，本当にいけないことをした兄は叱られなかったんだ」と数年さかのぼっての出来事に対する異議申し立てをする弟を前に「そんな昔のことを，今さら…」と言えば，「今言わないで，これから先いつ言えるというのか」と，徐々に自立していこうとしている兄の様子をみて，今がラストチャンスとばかりに，弟はようやく反旗を翻す．子どもたち一人ひとりの思いの根っこは別の課題であるが，親は「私たちを困らせる子どもたち」というくくりで，一難去ってまた一難，という終わりのないかかわりの困難さにひるむ．すると，「やっぱり，僕を見てくれない」と一括処理された寂しさを弟は抱える．そしてとうとう弟は上記のような思春期心性からの言動を表出することができた．

　「姉はずっと我慢してきたと思います．私がいつもこの子のことで走り回っていたので．そのつど『大丈夫だよ』と言ってくれて，私に代わって食事の準備や洗濯をしてくれたり．それに私も甘えてしまって．いろいろと愚痴をこぼすのも旦那だと逆に怒鳴られるだけなので，ついつい姉に言っていました」と，最近になって手首自傷と過呼吸の症状をみせるようになった娘を，それまで親を支えてくれていた娘をクリニックに連れて来て，母は語った．

　思春期とのかかわりのほかに，中学の課題は，次の生活の計画となる．高校進学か就労か，である．文部科学省によると，最近の高校進学率は97％以上で推移しているという．内訳では94.1％が全日制，定時・通信制は3.7％である[20]．
　クリニックに来る子どもたちのなかには，中学まで普通学級に通い，高校は高等特別支援（養護）学校を目指したり，通信制高校を目指す方も少なくない．通信制高校という形態をとっていても，いわゆる自宅に送られて来た教材に一人あるいはメディアを通して取り組み，作成したレポートを郵送し，月1，2回程度のスクーリングを実施するタイプや，通信制といいながら実際は週1から複数日通い，少人数やクラス形式で学習するタイプなどさまざまある．定時制も夜間だけでなく日中定時制というタイプがあり，さまざまなニーズに応えることが可能になっている．
　こうした選択肢のなかで，本人や家族はそこに支払われる費用や通学の利便性，さらに現実的に登校し続けることができるだろうかということを検討・相談して決定する．
　入試選抜タイプもある．最近は高等特別支援（養護）学校も倍率が高くなり，受験しても落ちることがあるという．
　中卒での就労は少ない．なかなか就労先が見つからないこともあり，中卒で入れる専門学校を選択することもある．
　小・中学生の学習の場は，多くは親が設定選択する．中学になると徐々に本人が希望を語るようになる．中学2年生前後から親は，子どもと一緒に学校見学を繰り返し，行き先を考えるのが現状である．

③面接の工夫

　この時期の面接は，親と子どもとを個別に行う場合が少なくない．さすがに中学以降になると，親の前で洗いざらい話したくないし，親の言葉も聞きたくないのが心情だろう．親もまた子どもの前では話しにくい話題も増えてくる．

　まず子ども本人への面接は，かなり「精神療法的な作法」が求められるといってよいだろう．思春期心性の一つに「待てない」という衝動性がある．これは，うかうかしていられない，のんびりなんてしていられない，という特有の焦燥感である．

　ギターを持参して，これから上京すると宣言しにきた中学3年生男児が，私の外来に来たことがある．初対面なので，この子のギターの腕前はわからないが，「何も今じゃなくても，卒業してからでも間に合うでしょう」と話したら，彼は「大人はみな同じことを言う．人生は一度きり，チャンスも一度きり，今を逃すと明日がないんだ」と本当に生き急ぐ様子で語った．

　結局は，家族に言い含められて帰って行ったが，私は心のどこかで，「それでも行ってしまわないとダメだったのではないか」と無責任な感想をもったことがある．
　大人になんてわかってたまるか，という強い思いで来られる場合も少なくない．そのときは，ほとんどが対話をしてくれない．面接の途中で口を閉ざしてしまい，後日「やはり先生にも，私の思いはわからないのですね」というメモをもらったことがある．最初からそっぽを向いて「早く帰ろう．こんなところに来たって，何も変わらないってば」と母の腕を引っ張りながら診察室を出て行った子もいた．
　これまでの多くの私の誤ちは，その多くは，私の出会い方に問題があったのだ．私が彼らを前に偉そうにふるまうところがきっとあったのだ．つまらない大人の言い分を踏襲しているだけで，何も心に響かないと思われるような出会いをしたのだ．
　自分でも情けないが，彼らのこれまでの痛みと，これからのつらさを前に「誰が何とかしてくれるっていうんだ．誰も彼も役立たずだ」という彼らの心の声が十分に聴けていなかったのだろう．
　だからこそ，と私は思う．それでも，彼は来てくれたということに頭を下げよう．よく来てくれましたと．きちんと心を込めて面接をしよう．きっとその当たり前のことを私はおろそかにしてきたのだ．この時期の子どもたちの感性の鋭さに，嘘やごまかし，キャリアや立場は何も役立たない．私という人間を差し出すしかない．
　そこでたどり着いたのが，日常診療場面における治療的所作である．前提にしておくことは，
・診察室という環境は安全であるということを提示し続けよう
・不確実な生活のなかから，少しでも確実な生活をつくりだすために一緒に工夫し続けよう
・そのかかわりが相手を安心させるものになるかを常に考え続けよう
・不安感，脅威を軽減するために本人が編み出した独自の方法をまずは支持しよう
・かかわりのなかで，主導権争いを控えよう

表 2-7　面接の流れと目標

① 接遇	・こころを込めたおもてなし ・来られる方の思いに心を馳せることを重視 ・きちんとした自己紹介とここでできることとできないことの提示
② 傾聴	・おおいに語ってもらう ・その語りと聴く私に生じるずれを明確にしていく努力 ・言葉を聴いても，そのままうのみにしない ・何もかも知ろうとすると無理があることも心に留めおく
③ 質問	・はい，いいえのやり取りにならないよう，選択肢で尋ねる ・「なぜですか」といった直接的な質問は，叱責されているような意味あいがあるので避ける
④ ねぎらう	・よく来てくれた．ありがとう ・私にできることを考えてみたい
⑤ 勇気づける	・その子の価値を一緒に探す ・未来にある価値を想像する
⑥ 共に揺れる	・私は正解をもっていないし確証もない ・生活の工夫を一緒に考え，うまくいけばこの子の力，ダメなときは一緒に検討した私たちが反省
⑦ 情報開示	・今日これからの具体的な対応や使える資源の情報提供といったお役立ち情報を，過剰にならない程度に提供
⑧ 提案	・これからの出会う頻度や相談内容の確認 ・私以外で役立つ人や資源，応援団の提案

（田中康雄．自閉症スペクトラム研究 2016[21] より）

などである．**表 2-7**[21] は，私が心がけている面接の流れとそこでの私の目標である．

④ これからのかかわりを示す

　親は，すでにこの頃になると，あらゆる手だてをやりつくした感があることが多く，対応の悪循環が継続している場合も多い．家族のライフサイクルとしても，養育者が中年期にさしかかり，父親のなかには中間管理職的立場に就きはじめ，多忙となり，家族への振り返りができにくい時期となる．それが母親をさらに孤立させ，わが子へのかかわる負担を大きくする．

　夫婦間に溝が生じたり，きょうだいのかかわりに四苦八苦していることも少なくない．これまで我慢してきた配偶者の態度に我慢の限界も越え，取り返しのつかない状況に向かってしまうこともある．それは，まさに思春期の照り返しであり，子どもが示す焦燥感，今が締め切りギリギリという気持ちが親にも生まれる．思春期にいる子どもと向き合うことで，自分自身の思春期時代を再確認し，積み損ねた想いや封印していた心の疼きと対峙せざるをえないことになる場合もある．わが子を自分の分身として，その言動を重ね合わせ，重ならない部分を何度も確認し，わが子への羨望・自慢（良くできた，もったいないくらいの子ども）と悔いとも取れる愚痴（自分が子どもだったときには容易に処理できたことなのに）という両価的な態度に浸りやすい．経験的には，母にとっての息子のほうが娘よりは重ならない部分が多くあり，そのわからなさが悔しく，両価的な態度はいずれも大きくなっているように思われる．逆に母娘のほうがわかりあいやすく，そのため直接対決になりやすい．

「もういい加減にして！って思う時もありますが，ここまで育てて来たのにって思うと寂しいですね．それでも休日の部活の弁当がおいしいって言ってくれると，張り合いがあります．本当はいい子なんです」と，昼夜逆転気味で言うことを聞いてくれない中2の息子の相談に来ての言葉．

　「お父さんと本当に似ているんですね．価値観というか．でも，私はこれからお父さんのその態度を許して生活できるかっていうと，できないって思うんです．息子は私が産んだので，最後まで，私が責任を負えるうちはみていきます．だから私が死んだ後が，いちばん心配です．お父さんとは正面衝突していくでしょうから」
　息子の一方的なわがままにどうつきあっていったらよいかという対話のなかでの母の言葉．

　私ができることは小さい．まずはこれまでの養育をねぎらい，これからも抱える思いに敬意を表する．その一方で，そろそろいろいろな資源や相談機関にもっと頼って，自分の時間を大切にすることも考えてみませんか，と提案する．
　時には親が主役となって，自分の心の整理のために日と時間をずらして相談にきてもらうことを提案する．

　それまで診察室で「そうだね，お母さんができることは…」，「うん，お母さんは本当によくやっていると思いますよ」と言っていた面接が，「康子さんとしては，そろそろつらくなってきたってことですね」，「康子さんのお母さんとの関係もたいへんだったんですね」と個として話をすることで，母の物語が"私"の物語に変わる．

　子育ての歴史は，聞けば聞くほど三世代以上にさかのぼる．親の思春期が課題となるということは，その思春期に向き合った，親の親がいたのである．
　子ども自身には**表2-7**に示した精神療法的対応を大切にしたい．なかでも負担にならない会話を心がけることであろう．さまざまな問題に対して，早急な解決策はない．私は日々の勇気づけに心を砕く．その子の得意なことを聴き続ける．

　ある子はインディーズの曲が好きだと言ってくれた．インターネットで私も聞いてみる．確かに良い．次回の面接では一緒に聞きながらそのアーティストについて彼のうんちくを聴く．ある子は料理が得意だと語る．何度か聴き続けるとケーキを焼いて持ってきてくれる．スタッフでご相伴にあずかる．みながそれぞれのコメントを彼女に伝える．その風景はちょっとした休み時間のワンシーンだったり，習い事の場面だったりと錯覚するくらいだ．

　そして，そのうち，クリニックという非日常の空間に，一定の距離がおかれるようになる．ここは仮の空間，一次的な止まり木的な場所で，僕の，私の日常は，学校の教室だったり，自宅のリビングであり，皆，そこへ帰って行く．それが，私の理想で

ある．

　年に数回，スタッフに語りに来る子がいる．彼がもちかけるマニアックな話題に私は力不足なので，彼はスタッフのなかで，その話題について行ける人を選択している．彼の日常の一部はここにある．最近はそのスタッフに対して，心ばかりの品を持参するようになった．「親しき仲にも礼儀あり」を彼は学ぶ．

　一日おきくらいにふらりとやってきては，社会の愚痴をこぼして帰って行く子もいる．しっかりした考え方と，あまりにも正直すぎる真面目さは，両刃の剣のようで，短時間でもよいから話を聴かせてもらい，ひとときを過ごしてもらう．

　中学になると，それまでの学習のつまずきを補うことができず，塾や家庭教師を提案するが，相性の良い出会いはそれほど多くはない．

　発達障害と衝動的な攻撃性から結果的に家庭内で暴力的になってしまう子が，中学２年の後半から良き家庭教師と出会い，その家庭教師を人生の師と仰ぐようになった．学習態度も一変し，反抗的態度も影を潜めた．家庭の事情で家庭教師がやめるとき，この家庭教師に認められるような青年になろうと思ったのだろう．彼は驚くほどの努力をし大学まで進んでいった．

　彼らが求める「仲間づくり」は失敗しやすい．私の経験上，彼らは同年代の同性の友人をつくりにくいように思われる．うまくいっているつきあいは，幼稚園時代や小学校からの『幼なじみ』であることが少なくない．しかし，それは一定の地域にかなり長期間滞在できてはじめて得ることができるものである．転居を繰り返して幼少時の友人と別れてしまうとけっこうつらいことになる場合がある．
　この時期，周囲の反応を被害的に受け止めやすいという事態に陥ることもあり，加えて「自己評価の低さ」からの無気力，投げやりな態度，「受け入れてもらえないことへの怒り」から，教師との対応において感情的になり頻回に衝突することもある．「つかの間の現実逃避」からの喫煙やアルコールの乱用，自傷行為など，いわゆる二次的な情緒障害を抱えてしまう場合もある．
　反社会的な言動に対しては，私は児童相談所や警察に相談に行くことを勧める．家庭という密室では，事が公にならないため，子ども側にすると許容範囲という誤解を招いてしまう場合もある．この時期に薬物療法が検討される場合もあるが，それは発達障害ではなく，二次的な精神症状を標的としている．これらに関しては第３章で述べる．

⑤ 関係機関との連携
　小学校と同様に教育現場との連携が中心となる．しかし小学校が担任主導であったのに比べ，中学は教科担任ということからも，特別支援学級の先生や教育コーディ

ネーター，教頭などの管理職，養護教諭といった多くの関係者との連絡，連携が求められる．中学2年になる頃には，高校選択を進めていく必要がある．

また，中学になると，放課後等デイサービスのなかでも個別の学習支援が最も求められる．塾や習い事は，対人コミュニケーションや衝動的な言動などから継続困難となることもある．

e. 高等学校

① 臨床現場に持ち込まれる主な受診理由

この時期は，選択された高校により，その相談趣旨に差異と広がりがある．

中学までは，主に普通学級と特別支援学級に所属する生徒が対象となり，①学習，②友人関係，③担任・学校との関係，④自宅での過ごし方を課題としたが，この時期になると，①一般高校における学習と友人関係，②特別支援学校高等部や高等養護学校における生活，③卒業後の行き先と生活，④自宅での過ごし方，などの相談が持ち込まれる．

そもそも，中学校からの進学先で迷われる家族，親の相談が少なくない．

「中学までは，この子もみんなと一緒の教室で勉強したいといっていましたが，さすがに限界かと思い，高校では支援学校を見学しています」
「中3になって早々に，支援学級の親たちで，地域の支援学校や高等養護学校の見学ツアーをしています．遠方だと寄宿舎での生活もあるので，社会性を身につけさせて，親離れっていうか，私も子離れに挑戦しないといけないかなと思いました」

このようなとまどいや決意の後押しも受診理由となる．

「こんなこと，聞かれても先生も困りますよね．でも，どこに行けばこの子が幸せになるのかがわからないので」と，苦笑しながら語る母．

一般高校は，中学校の進路相談，三者懇談などのなかで決められていく．最近は，サポート校とよばれる通信制高校を選択される方も少なくない．特に中学までに登校しぶりや学級での適応に苦労された方や，知的には遅れがなく療育手帳を取得していないので，支援学校や高等養護学校の受験資格を持たない方が選択される場合もある．専門学校を選択される方もいる．そう考えると，中学卒業後の選択肢は広がっている．しかし，通信制や専門学校の場合は，学費がかさむことで親としては苦しい選択となることもある．

子ども自身は，兄や姉がいるとイメージしやすく，往々にして同じ高校を希望しがちとなるが，難しい場合もある．そうした状況でない場合，高校生活は未体験ゾーンのためイメージがわきにくく，見学に行って検討することもある．が，往々にして最初に訪れたところの第一印象で決まることが多い．

「通信制のサポート校に見学に行き，そこの先生がとにかくよく話を聴いてくれたので，もうそこに決めた！って．親としても行く気になったのはうれしいけれど，そんなに簡単に決めていいのかと思って」と心配されて相談にみえる母．

一般高校へ進学した場合でも，本人の学習に対する相談や，欠席早退などにより取得単位が不足して留年の危機にさらされ相談に来られることもある．

「朝起きができなくて，どうしても登校できない」という彼の隣で「早く寝ないからね」と母が苦言を呈する．「眠れないんだよ」といらいらして答える彼に「ゲームばかり」とか「携帯をいじっているから」とさらに追い打ちをかけ，若干殺伐とした雰囲気になる．ここでムキになって口論する子もいれば，さらりと受け流す子もいる．

睡眠に関しては，確かに深夜までのテレビ・動画視聴やSNS交流で無理して起きている子もいれば，オンラインゲームをやり続けている子もいる．そうかと思うと，非常に生真面目に課題に取り組み，そのせいで明け方まで課題が終わらないために眠れない子もいる．なかには睡眠リズム障害が疑われる子もいる．その場合は，診察室で睡眠表を渡して2週間から1か月ほど記録をとってもらうこともある．その結果，レストレスレッグス症候群とか睡眠リズム障害が強く疑われて精査を必要とした方もいる．睡眠障害でない場合でも，自らの生活を振り返り，睡眠表を見ながら「これはひどいね」と苦笑した少年もいる．

ゲームやビデオ，動画視聴の制限は非常に難しい．そのことで親と口論するといった日常が繰り返されることもある．このような課題に対しては，関係性ができてからかかわらないと，ただの口うるさい大人の登場と一蹴されることも少なくない．そうはいっても，留年の危機などの場合は，私もただの口うるさい大人になってしまうこともある．

単位不足に対しては，学校側に診断書を提出することで怠学ではないことを証明し，ある程度の便宜を図っていただくこともある．この時点になると診断名を本人，家族，そして学校側と共有する必要があるので，まず本人にどこまで，どのように説明するかが大きなポイントとなる．

「何か，家で発達障害って言われたような気がするけど，よくわからない．自分でもちゃんと知っておくべきかと思って」と自主的に相談にみえる方もいる．

その一方で，「『診断されるのはいやだ，受診したくない』って言って来ようとしません」と母が報告に来られる場合もある．

小学校，中学校から診ている場合は，ある程度の関係性ができているので話しやすいが，高校で初めて出会う場合は難しい．

「高校の先生に，ともかく俺の知り合いだから，一度会ってこいって言われてきた．先生と友達なの？」と不安を打ち消すように，椅子にだらしなく腰掛け，気だるそうに尋ねる子もいれば，「先生がよろしくって，そのことだけでも伝えてほしいって言われたから来たの」と語る子．いずれも基盤に生徒と教師との関係性がある．その質によって，受診までの道のりが決まる．

　生活リズムの調整に加え，学習の危機が深刻な場合もある．実際に学力不足が明らかなのに，入試で定員割れした公立高校の場合は入学が許可される場合もある．明らかに学力不足を承知したうえで入学しても，その後の学習や定期試験にはそれほど配慮はしてくれない．結果，登校意欲を落とし，あるいは成績不良のために補習を受けたり留年ということになる場合もある．定時制も含めて一般高校の退学者は決して少なくない印象があり，時に退学して自宅にひきこもってしまう場合もある．なお，文部科学省によると，2014年度の高等学校における中途退学者数は53,403人である[22]．

　「先日，学校からこのままでは留年と言われ，本人に尋ねたら，登校しなかった日や，途中で帰ってきたこともあったようです．高校ももっと早く教えてくれればと思ったのですが，今後どうしたらよいでしょう」と呆然とする母からの相談．
　それに対して「だから，もういいよ，辞めるから」と，彼も半ば投げやりになっている．

　かつていくつかの高校と一定期間，生徒へのかかわりを見学し検討したことがある．私は校内での工夫は2つあると学んだ．それは彼らのプライドを傷つけない範囲での提供する学習レベルの検討と，教室あるいは学校側がどうあっても通わす，登校し続けさせる，という強い意志をもつこと[23]である．
　時に学級でいじめられて登校しぶりを示す子もいる．いじめもけっこう悪質で，動画に撮られ流された場合や，最近ではSNSのライングループから外すということもある．

　「トイレでいじめられている場面を動画に撮り，それが友人間で知れわたったことで，つらくなったようで」と肩を落とす母と，「学校と相談しているのですが，いっこうにらちがあかない」と憤る父．そのあいだで「いいよ，もうどうでも」と投げやりになっている子．

　インターネット上に画像が流れると，すべてを削除するのは困難である．いわゆるネットいじめは，深刻である．私のところでも，弁護士や警察に介入してもらったり，ホームページ上の管理者などに削除を依頼してもらう手続きをした例もある．それでも完全に消去できたかどうかは，私にも不明なこともあり，皆が皆，弁護士や警察に依頼するわけではない．

さらに思春期特有の対人不安や過敏性から「クラスに行くと，みんなが話をやめて離れていく」，「僕のことを話して笑っている」といった被害的な関係念慮を訴える場合もある．特定の異性の存在が気になり，携帯で連絡を取ろうとしたり，下校時に後をついていってしまったり，写真を撮ったりという，本人にとっては「淡い憧れ」行動が問題視される場合もある．中学時代から徐々にみられた自宅からの金品持ち出し，特に親の財布から現金を盗ったり，クレジットカードの無断借用がエスカレートする場合もある．

日々のストレスから自室にこもり気味になったり，些細なことで物にあたり壁に穴を開けたり，親に手を上げたりしたことで，相談にみえる場合もある．

「もう一緒に住めないというか，本当にどうしてよいか．ここまで育ててきて，この子の気持ちがわからないんです」と，わが子の言動にとまどい，八方ふさがりな母の言葉．

特別支援学校高等部と高等養護学校に通っての課題は，高校での人間関係や作業や実習への負担感や溶け込みにくさから，登校しぶりや頭痛，腹痛といった身体不調を訴えたりすることである．寄宿舎での人間関係が深刻になると日常の生活も営めず，被害的になったり気分変調をきたす場合もある．

「指示をすると，怒られたと思うのでしょうか．急に不機嫌になり，大声を上げたり，周囲の生徒を叩いたり，僕も叩かれたことがあります」と，担任が親と一緒に相談にみえる場合もある．「学校で荒れたときは，寄宿舎でも元気がなくなります．1年つきあってきたので，最近は顔を見ただけで，これは学校で何かあったなってわかりますが」と指導員も付き添って話をしてくれる．

時には「これ以上は対応できないって言われました．急に不機嫌になり，他の生徒や先生たちの目を突こうとします．そのときはちょっと表情がいつもと違うようで，行動が早くて対応できない，って言われました」と，入学式の後に受診したときは安堵の表情を浮かべていた母が，今日はひどく疲れきった表情になっていた．

実習先で問題視され，相談に来られる場合もある．卒業後の行き先に迷い続ける家族と本人からの相談もある．

「実習先の評価はいいんです．この子は短期間だと本当に頑張れるんです．でもちょっと長くつきあうことになると，だんだんルーズになったり，自己主張が強くなってしまい，結果ひんしゅくを買うこともあって」と今後の対応に苦慮している担当教諭と親からの相談もある．

「3年って本当にあっという間でした．でも今は仕事に行っても，一人暮らしできるほど稼げません．しばらくは家から通わせます．でも，親は先にいなくなるので．この先どうすればいいでしょう」と終わりのない不安・心配が語られる．

高校になり，ようやくこれまでの理不尽さを言葉や態度に示す子もいる．ある子は高等養護学校の2年から急に感情が荒れ始めた．特に食事場面で荒れるので親と一緒にあれこれと考えた．すると母が，「小学生の時の偏食指導で，無理やり，泣く泣く食べさせたことがあります．ひょっとしてそれを思い出しているのかしれません」と語り，「あのときは，実は私もつらかったんです」と振り返る母．

　こうした時間軸をさかのぼって悔しい思いを態度に表す子もいる．
　自宅での過ごし方では，親や家族は，家での荒れる姿やひきこもることに悩み，子ども自身は，思春期まったただなかで，たくさんの不安と不満を抱え，それが外で上手に発散できないことに苦しんでいる．

　学校では一言も口をきかず，時にはずっと机に突っ伏して寝ている彼は，自宅に戻ると残酷な描写の絵や映像，小説を好み，パソコンの前で集中して見ている．その姿を心配しながら，親としてどうしてよいか思案し担任に相談した．その結果，彼は担任に説得され受診した．「何か，ここに卒業まで通えっていうんだ．きっと俺のことが心配なんだよ．学校では誰とも接触しないし，家でもあまりしゃべらないから」と彼は事の次第を不十分ではあるが自覚していた．「でも，俺，小学からずっと嫌われていたから，今さら誰とも話さなくてもいいんだ．こんな世の中，なくなってしまえばいいって思うし．あっ，こんなことというと先生に診断されちゃうね」と30分以上初対面の私に語り続けた．「今日のような話でよいから，しばらく定期的に来てよ」と頼むと，「だってここに通わないと卒業させないって先生が言っているから，来るよ」と最後には本当にあどけない笑顔をみせた．それから2年間，彼はとても真面目に律儀に，近況と心境を語りに来てくれた．
　これも学校で親身になってくれる先生がいたから成立したものである．

② 面接に臨む前に
　この時期のテーマは，自分の問題にどう向き合うかである．それは子ども側もそろそろどう生きていくかを思案することを意味し，実は親も，この子との距離をどうするかに悩みはじめたことを意味する．個々の問題に直面しつつ，これからの家族のあり方について考える時期でもある．
　子ども側には前述してきた「思春期の課題」が継続している．中学時代よりも孤立感は強く，それを保障する仲間づくりはより困難を極める．
　私自身，この時期の面接は難しいと痛感している．思春期まったただなかで，彼らは安易に自分を開示しない．強固な予防線を張る．私が彼らに認められない限り，面接という舞台は回らない．
　親の話を聴きながら，親を支える側に回りすぎると，彼らには親側の人間という認識が生まれるのか，強い警戒心のなかでの面接が始まる．かといって，子ども側に回りすぎると，結果的に親は責められているような思いを抱く．すると親との面接がうまくいかない．結果，この時期の面接は，ほとんどが親子別々で行う．

思春期とは，誰もが一度は経過した疾風怒濤の一瞬である．私がまだ若い頃は，まさに互いの思春期が重なるような錯覚のなかで面接が進むときがあった．最近は，わが子の思春期の過ごし方と重なるような錯覚を覚えるときもある．
　面接は，どこか自分自身の思いと生きざま，価値観を差し出すことになる．「私はこう思うのだけれど」と，一般論ではない，私の思い，私の考えを差し出す．
　親も，わが子の思春期と向き合うことで，自分のこれまでとこれからの生活に思いを馳せる場合がある．

　「あの子のわがままには，親として向き合っていこうとは思うんです．でも，あの子の言い方が夫とまったく同じで．それなら意気投合してほしいのに，ともかく夫とも正面衝突するんです．あの子は『親父はまったくわかってくれない』と言うし，夫も『子育てはおまえに任せたのに』と言うし．最初は頑張って耐えていこうと思ったのですが，今は，夫の面倒まではみられないと，本気でそう思います」と語る母であり妻でもある人の言葉．

　思春期は，第2の分離個体化の時期といわれているが，親もまたわが子と周囲との関係をいま一度検討する時期を迎えているのかもしれない．そういった意味では家族全体の危機というとらえ方で，家族全体の応援が求められている．
　特別支援学校高等部と高等養護学校を活用している場合は，精神的には分離個体化の時期であるが，現実的にはまだ保護的な支えを必要としている場合が少なくない．寄宿舎を活用していた方も，卒業と同時に自宅から職場へ通うことになり，卒業後すぐに住み込みとかグループホームを活用される方は少ない．経験的には，卒業後に親や家族が，わが子との距離感を再び縮めてしまうことで，彼らの思春期心性をより延長させてしまうことがある．その結果，親が手を離す時期を逸してしまうこともある．

③ 面接の工夫
　表2-7（p.81）の精神療法的作法がここでも中心になる．親もまた主体的に相談する人になることもある．その場合，私のクリニックでは親個人のカルテを作る．親が一人で受診された時，親としての相談か，自分自身の相談かを選択してもらう．
　主体的に悩むということを私は大切にする．生きるということは，主体的に悩むことや諦めることで新たな目標を作り続けることである．その瞬間瞬間，安堵と苦しみが繰り返されていくものである．良いときもあれば悪いときもある．きっと死ぬまでには収支トントンになるはずだと思っている．答えはなかなか見つからない．ましてや私がその答えをもっているわけでもない．生き続けるなかで，答えを自ら発見する．そのための精神療法的作法である．
　親の人生の振り返りも同様であろう．今までの人生にどういった評価を下し，これからの人生にどのような思いを馳せるかを聴き続けるなかで，自ら足元の灯を見つけていく．

1969年に樹村みのりさんが描いた『おとうと』[24]のラストシーン近くで，東京の大学へ一人上京する姉に弟が書いた手紙の文章が綴られている．
　「姉へ
　　人生とは「なぜ」という疑問詞の宝庫であり，
　　生きるとは，行動と意識の渦中における
　　数限りない覚醒の連続です．
　　我々は常に自らに問い，語りかけ，
　　この奇跡のような「存在」の無数の燭台を，
　　1つ1つ丹念に，認識の灯で飾っていくのです．
　　それらは星のように輝くでしょう．
　　生きよ，生きよ，生きて苦しめ！
　　幸福を祈ります．
　　　　　　　　　　　　　　　　　　昇平」
　私は，ここに思春期の輝きと痛みをみる．それはうらやましいほどの一瞬である．こののち，私たちは折り合いをつけて生きていくことを学ぶ．少しずつ思春期から卒業していく．
　特別支援学校高等部と高等養護学校を活用している場合はまだ保護的な状況が続くため，悩んでもらいながら，具体的な選択肢を出し続ける．学校に行くかどうか，どのような仕事を選ぶか，休みの日はどう過ごすと楽しいのか，などを聞き出して，そのメリットとデメリットを書き出し，一緒に考えたりもする．

④ これからのかかわりを示す

　個別の面接が中心となる．日々の困りごとを整理していくのが理想である．診察室には，困りごとを持参してくる子もいれば，ほどほどの日常を語りにくるだけの子もいる．

　高校に入り，一人で受診するようになった彼は，最近パソコンを持参してくる．中学まではノートを持参してきた．その頃は私の考えをノートに苦労しながら書き留めていた．診察室でおもむろにパソコンを起動させ，書き留めていた質問事項を一つひとつ尋ねる．「ゲームとかして勉強時間が遅くなってしまうのですが，どうしたらいいでしょう」と彼が書き記した質問を読む．ゲームを始める時間や何時間やっているのかを聴き，何時に寝るようにしているかを尋ね，ゲームの前に勉強をしてはどうかと，他愛もない回答をすると，彼はそれをパソコンに打ち込む．できそう？と尋ねると，じっと考えて「やってみます」と決意表明する．

　別の高校生は，前回来て話をした日から今日までの日々を詳細に説明してくれる．間に言葉を挟むとリズムが乱れるので，私は最後までじっと聴き続ける．何をしていたか，どう過ごしていたかばかりを語り続けていた彼が，しばらく聴き続けていると，「で，今の僕が困っているのは…」，「卒業したら…をしたいと思っています」と，

話を広げて，心情やこれからの心配事を盛り込んで話しをするようになった．

　これからの生活，あるいは次の人生に進むために，本人へ診断について説明する時期でもある．私は小学生までは，自分の思いを言葉で説明するのが苦手とか，じっとしてるのが苦手とか，つい自分の思いだけでかかわってしまうとか，目立っていること，課題とされている言動を明らかにしながら，具体的な生活の工夫を一緒に考えることに力点をおいている．親には「現時点で私がいちばん強く疑っているのは…という診断名です」とか，「現状では…という診断と…との診断で迷っています．どちらもあるのかもしれません」と多少留保した言い方をする．中学からは子ども自身が自分の取り扱いに苦慮し，周囲とのかかわりに悩み，しかし安易には大人に相談しようとは思わないという雰囲気が強い．高校になると先を見通しているせいかその牙城は少し崩れつつある．この時期は，子ども自身が選択して行っている今の行動をまず肯定しつつ，別の対策もさりげなく提案する．

　「頭来たから，担任を怒鳴ってきた」と眉をつり上げて下校途中に受診した中学3年生に，「よほどのことだったんだね．何があったのさ」と苦笑しながら問いかける．「いや，俺が何もしていないのに，俺を怒鳴ったんだ」と彼は話す．「何もしていない生徒を怒鳴るかな」とボソッと口から漏らすと，「いや，その前の休み時間に，ちょっと大声を上げたりはした」と思いだしたように語る．「そのときに注意できなかったので，後で言ったのかな」と尋ねると「いや，それはもう時効でしょ」と笑い出す．「なるほど，じゃ怒鳴るよりも，『時効っすよ』って言えばよかった？」と伝えると「いや，それでも担任は叱るわ」と彼も答え「じゃ，どっちにしても叱られるってことだね」と話をした頃には，彼も穏やかな表情になった．

　この頃には，診断の説明は難しく，日々の生活支援が中心となる．しかし，さすがに高校になると，これからの主体的な生活設計のために，ある程度の説明が求められる．
　私のクリニックでは，必要なときは，普段の面接から得た情報と実施した心理検査をもとに，吉田[25]を参考に作成した診断内容の説明文章を，本人と家族に提示し伝えるようにしている．事前に両親にはその文章を読んでいただき，改めて理解と説明の承認を得てから本人に説明するようにしている．

康雄さんへ
　今後の学校生活，自宅での生活などについて，これからも一緒に相談していきたいと思っています．そのためには，そろそろ康雄さんに医学的診断の説明をする必要があると思いました．
　これまでうかがったお母様からの情報では，康雄さんは，小さい頃は言葉が遅く，幼稚園時代は，場になれることや他人になれることが苦手だったようですよ．小学2年生頃から，落ち着きなく教室を出て行く，授業中に大声を上げる，思うようにいか

ないと興奮されるという傾向があったようで，教育センターにも相談に行かれたようですね．結局，小学校は，学校に行けたり行けなかったりして卒業し，中学に行きましたが，中学では，よく教室で寝て過ごしていたようですね．

　将棋が好きで，高校では将棋部に入ろうと頑張って勉強し，高校に合格しましたが，高校生活でも授業中に寝てしまったり，時々学校内で興奮してしまうこともあり，先生からの紹介でこのクリニックに来てくれました．

　改めて以前に行った心理検査および，これまでの経過を考えると，康雄さんには「自閉スペクトラム症」という診断がつく可能性が高いと思います．

　そこで，今日は，康雄さんにこの病名についての説明をしておきたいと思います．

　康雄さんは，自閉スペクトラム症という「脳のタイプ」をもっています．これは「病気」ではありません．でも，生活を送るうえでは自分の「脳のタイプ」をよく知っておく必要があります．長所を生かし，苦手な面に気をつける必要があります．日々の生活をより良くしていくため，康雄さんには自分の長所に自信をもってもらい，短所に取り組んで生活してほしいと思います．

　一般に自閉スペクトラム症の人は，
1. まじめで正直な努力家が多いようです
2. 好きなことには一生懸命とりくむといわれています
3. 先がわかっていると実力が出せるようです
4. 優しく我慢強いといわれます

といった長所があります．

　康雄さんも，
1. まじめで礼儀正しいですよね
2. 正直だと思います
3. とても気配りをされる方です
4. 頑張り屋さんだと思います
5. 我慢強いと思います

といった長所があります．

　また心理検査の結果からも，
1. 目で見て判断する力が強い
2. 人に言われたことはよく覚えている
3. 興味のあることに関する知識は豊富

といった長所があることもわかりました．

　一方，自閉スペクトラム症の人は，
1. 自分の気持ちを言葉で上手に説明できないことが多い
2. 興味や関心の範囲が狭く，関心のないものには見向きもしないことが多い
3. 友達の気持ちが読めなくて，日常のやりとりがうまくいかないことが多い
4. うっかりして忘れ物が多い

という苦手な面があると一般にいわれています．

　康雄さんも，

1. 物事の処理や対応するスピードが遅めですよね
2. 先を予測することが苦手で状況を誤解しやすいと思います
3. 情緒的に不安定になりやすいですよね

といった苦手な面があるようです．

　康雄さんには，改めて，今後の生活を営むうえで，多くの長所を生かして苦手な面にはできるだけ気をつけてほしいと思います．

　まず，生活リズムを整え，学校で寝てしまうことがないようにしたいですね．クラスのお友達とのやり取りは誤解してしまうこともあるので，まずは将棋部の仲間や顧問の先生と仲良く話ができるとよいかと思います．学校以外に話し相手を見つけておくことも大切かと思います．学校生活の不満などは一緒に相談して，解決策も一緒に考えていきましょう．

　康雄さんにはたくさんの方々から応援を受け，時にたくさんの方の力を借りて生活してほしいと思います．一人で頑張りすぎないでほしいと思います．

　といったようなことを読みながら説明して，その文書を渡し自宅でも目を通してもらうようにしている．これですべてが伝わるとは思わないが，自己理解のきっかけになるとよいと思っている．生活を聴いていくと，一人でうつうつと考え込んで眠れていなかったり，過去のことを思いだして不安になったり，特定の音を怖がるといったことが語られることもある．苦手な面ということで，私が書いたその文書に，より詳しく加筆してくれて私の理解の及ばないところを改めて語ってくれることもある．

　特別支援学校高等部と高等養護学校を活用している場合も，同様に説明する場合もあるし，特別児童扶養手当の診断書や障害区分の意見書作成の時期を活用して福祉の支援を受ける権利を説明したうえで，上記のような説明をすることもある．いずれにしても時期的には卒業までには説明しておきたい．

　上記のような説明を一通りした後で，たとえば軽度の知的障害があると思われ，対人不安が強い方に対して，

　　長所と苦手な面があるなかで，今後のお仕事を考えると，康雄さんは，就職を急ぐよりも，仕事の準備をしたり，人間関係に慣れる練習をもう少し続けて，対人関係の自信をつけていくこと，落ち着いた時間を過ごせることを目標とし，自分にもっと自信をもてるようになってほしいと思います．私のほうで考えられることは，
　　1. 知的にはやや平均を下回るということで，福祉的な応援をしてもらうために，福祉サービスが要求できます．療育手帳を申請する方法がよいかと思います．
　　2. 福祉的に応援してもらいながら，仕事や集まりに積極的に参加して，生活のリズムをつくることが大切かと思います．
　　3. そのための手続き方法や通える事業所などをご紹介し，今後もご相談したいと思います．

といった内容を追記することもある．

　いずれにしても自分と向き合う資料を準備しておく．ただ，そのためには相応の関係と信頼が求められる．さらに家族には，こうした説明の後は，ショックを受けたり，親に対して八つ当たりをしたりすることがあること，時には「生んだ親のせい」というきつい言葉を浴びせられることもあることを十分に説明しておく必要がある．わが子のとまどいを多少は受け止める覚悟を親がもててからでないとうまくいかないこともある．

　そのため説明前には，二人親家庭ではできるだけ両親で来てもらい，親に説明してから本人に伝えることを鉄則にしている．家族全体が不安定な時期や，どちらかの親が受け止めきれないでいる場合などは，焦らずに待つこともある．

⑤ 関係機関との連携

　当然，教育現場との連携が中心となるが，義務教育ではないため，自主退学を含めた大きな軌道修正が求められることもある．高校になると，放課後等デイサービスの学習支援もなかなか難しい．普通高校から特別支援学校高等部や高等養護学校へ変更したり，通信制高校に移動する場合もある．

　通信制高校は，比較的面倒見がよく，無理のない時間設定を柔軟に行ってくれる場合もある．特別支援学校高等部と高等養護学校でも多少のレベルの差があり，特別支援学校高等部と高等養護学校間で転校したことで生活が安定した子もいる．

　時にはアルバイト先で良き先輩と巡り会い，新たな人生選択をした方もいる．逆にアルバイト先でさまざまな嫌がらせを受けてしまう場合もある．

　この時期，彼らには自分で何とかしたいという思いがあり，周囲にSOSを出そうとしない．もとより，彼らは「これは相談してよい案件か，相談するとなると誰に相談するべきか」ということに迷いやすい傾向が強い．診察室が生活全般の相談をしてもよいところ，そこをキーステーションに，使える場所を紹介していけるところであることを知ってもらうことで，多少のとまどいは解消する可能性を示すことができる．

　彼らの今解決したいという思いが先延ばしになると，なかったこととして回避してしまうこともある．思い立ったが吉日と，できるだけ早く連絡するように伝えておくようにしている．それは電話であったり，予約していないときでもクリニックへ立ち寄ってもらうことでできるだけ対応したいと思う．本人の前で関係機関に連絡をしたり，親に来てもらったりして，皆で情報を共有していることや，後日，関係者を一堂に集めて，本人のために動き考えてくれる人たちがいることを，体感してもらうこともある．

f. 大学

① 臨床現場に持ち込まれる主な受診理由

　97％以上で推移している高校進学率と異なり，大学進学率は50％前後のようであ

る．2015年度学校基本調査の速報値によると2015年3月に卒業した現役高校生の大学・短大進学率は54.6％と過去最高を記録したという[26]．また，独立行政法人日本学生支援機構では2005年度から障害のある学生の修学支援の調査を毎年実施している．2014年度大学・短期大学及び高等専門学校における障害のある学生の修学支援に関する実態調査[27]によると，全学生に占める障害学生の在籍率は0.44％，障害種別では病弱・虚弱の21.5％，肢体不自由の17.9％に次いで発達障害（診断書あり）が19.3％である．診断書ありの発達障害19.3％の内訳は，高機能自閉症等が13.2％，ADHDが2.2％であった．

　しかし，医師の診断書がない場合でも発達障害があると思われる大学生はいると思われ，実際には障害種別で最も学生数が多くなるのではないかと思っている．支援の内容としては，他の障害群が授業支援が中心であるのに比べ，発達障害のある学生には，授業以外の支援が最も多い．その内訳では保護者との連携が最多，次いで学習指導，専門家によるカウンセリング，社会的スキル指導，進路・就職指導と，支援・連携の幅が広いのが特徴的である．

　実際に私の診察室に持ち込まれるのも，家庭生活の生活リズムの乱れや家庭内の不和，授業の準備不足，課題の未提出や，友人関係のことの相談が少なくない．

　深夜アニメを録画したり，インターネットのオンラインゲームの影響で，昼夜逆転した生活を送る青年は，自分でも何とかしたいと思いながら，改善の兆しがない．

　留年を繰り返すことで学費がかさみ，父から仕送りを止められて窮地に追い込まれた青年もいる．
　父と殴り合いにならんばかりの衝突をみせる子もいる．母にすると，父も息子もまったく似た傾向をもち，互いに一歩も譲らないという．

　期日までにレポートが提出できず，再三担当教員から親が呼び出されるが，本人はまったく意に介さない青年もいる．
　ゼミになってのグループディスカッションになると，パニックを起こして教室の外に飛び出してしまう青年もいる．

　いずれも，大学側と家族，特に母親が心配して受診を勧めての出会いが多い．高校までと異なり，授業の開始時間や空き時間が不規則で，加えて移動教室の活用が難しいため，結果，登校しぶりとなり，残りの単位がぎりぎりになってから両親が呼び出されることもある．
　いくら心配しても，さすがに大学生となると無理に連れての受診が難しい場合も少なくない．本人も，どうするべきかはわかっている．実行に移せないだけなのである．他人に相談する意義をあまり感じず，「結局，自分で頑張るしかない」と思いつめている．
　生活環境に追いつめられていくと，みなが自分を罠にはめようとしている，上の階

にいる住人から盗聴されている，校内で監視されている，といった被害感や関係妄想を抱き，落ち着かなくなり，深夜部屋を飛び出してしまった者もいる．

　面倒見のよい大学で，本人の大きなつまずきが顕在化しない場合もある．それでも大学 3 年生後半からの就職活動では，筆記試験に合格しても面接でことごく失敗するということで，途方にくれ，相談に来る場合もある．

　筆記試験はおそらく問題ないはずです．でも面接でいつも失敗します．相手が何を聞きたいのかが正直よくわからないんです．うまく話せていないとわかると，よけい焦ってしまって，けっこう一人で長くしゃべってしまって，打ち切られたこともあります，と几帳面に，真面目に，まっすぐ前を見て語る青年の隣で母が「焦ると回りくどくなるんです」と一言．

　生真面目な性分のため，してもしなくてもよい課題もすべてきちんとやらないと気がすまなくて，結果，就職希望先への願書提出が間に合わなかった方もいる．
　自宅から大学へ通わず一人暮らしをしている場合は，気がつくと毎日寝坊して単位を落とした方もいる．日々の生活ではゴミ出しができず，ゴミ袋が重なりあっていた場合もある．
　面倒見のよい教務課の担当者のおかげで，大学を留年せずにすんだという方が多数いて，その職員が転勤したときは，たくさんの学生や卒業生が改めて感謝に殺到したという．
　その一方で，大学事務と折り合いがつかずに，冷戦状態になってしまった学生もいる．
　発達障害の傾向のある学生は，日本学生支援機構の調査にあるように，確かに，教室で学習を始める以前の生活課題に汲々としている．
　単位の取り方がわからなかったため資格取得ができたりできなかったり，あるいは，必須教科の優先順位の設定にとまどう方もいる．
　教員の一言一言に大きく動揺した学生もいた．

　突然，相談室に飛び込んできた大学 1 年生は，「先ほどの教養ゼミで，日本映画といえば小津安二郎，この人の映画を，最近の大学生は観たことがないという．なんて嘆かわしいことだと，先生が話されていました．僕は観たことがないので大学を辞めないといけないでしょうか」と真っ青な顔で不安を訴えた．

　大学に入るにあたり，特に目標がなかったことで，日々の授業スケジュールが立たない方．逆に自分が強く関心をもっている「素数」のことだけを学びたいと教員に訴える方もいる．
　微に入り細に入りの行きづまりで相談に来られる方や，友人から無視された，LINE で誹謗中傷されたと訴える方．大学に自分の居場所を見つけられないということが主たる相談だったりする．

② 面接に臨む前に

　大学によっては，とても丁寧に学生対応をしてくれているところもある．個性の強い学生を集めたサークルを主催したり，スクールカウンセラーとの定期面接を積極的に実施するところもある．

　就学中に活用できる学外の就労支援機関を調査した山本ら[28]によると，障害者職業能力開発校と若者サポートステーション事業は卒後あるいは中退者の利用を前提にしており，在学中に活用することが難しい．就労支援移行事業所は2年間の利用期間後の就職が目的であり，さらに受給者証の交付が条件づけられており，これもなかなか難しい．唯一，障害者職業センターは12週間の支援プログラムになっているので，卒業年次なら活用可能かもしれない．障害者就業・生活支援センターは主に特別支援学校との連携で活用されているが，大学生の利用は考えにくいと思われる．ハローワークは新卒と専門援助部門の2つの窓口があるが，支援内容も大学生に適しているとはいえないという．調査のまとめとして山本ら[28]は，「質の高い支援を実現するためには，①学生と相談窓口の接続，②学内専門支援部署の連携，③学内と学外支援の接続，これらがうまく機能している必要がある」としつつも，実際は「関係部署が十分な連携を取れていないため，学内のリソースが十分に活用されていない現状がある」と学内連携の難しさを提起した．

　学生側からすると，大学生活を苦労して続けるよりも，中途で退学して就労支援機関へ進んだほうがよいと考える方もいるだろうし，せっかく入学したのだから4年間は頑張りたいという思いをもつ方もいる．

　大学生活を続けるメリットとデメリットをよく考え，経済的な部分は親とも相談して決定するべきであろう．

③ 面接の工夫

　親との同伴で受診される方と，単独で受診する方がいる．

　前者の場合は，卒業後の就職も含めた現実的な生活相談が多い．いわゆるケースワーク的な仕事となり，20歳の誕生日前後には精神障害年金の申請を検討したり，卒業前に障害区分認定の意見書を提出し，経済的な枠組みの安定を図ること等が求められる．

　後者の場合は，対人不安や緊張，自己評価に対する不安などへの対応が求められる．家族ともある程度の距離を保ち，面接の内容の秘密を守るといったオーソドックスな精神科面接が重視される．改めて自己理解のために心理検査を実施し，卒業後の行き先を一緒に考えることも有用になる場合もある．

　学習に関しては，個別に指導教員や関係者に連絡を取り，極力本人が不利にならないような配慮を依頼することもある．しかし，こうしたかかわりは，高校以上にそれぞれの大学での支援体制，教員の理解の幅が異なるため，ケースバイケースとして取り組まざるをえない．

　この時期，親の相談はそれほどは目立たない．親としての深いかかわりもそろそろ最終章を迎えようとしている．経済的にも一線を引いて，子の自立を社会に委ねつつ

期待するようなことになる．

　「もう夫も定年になるので，この子にしてあげられるのは，そろそろ限界に近くなってきました．障害年金も申請できたので，あとは本人が希望する仕事に就ければよいかと」と，そろそろ肩の荷を下ろそうとする母．

④ これからのかかわりを示す
　大学生活の支援といってもこれまでの学校生活の支援と大きく異なることはない．大学教員に手紙を書き，できる限りの配慮を依頼する．
　就労支援の場合も，学内連携機関の担当者と連絡を取りながら，教授室で面接の練習をするなど，可能な範囲でかかわってもらう．
　自傷をはじめとする心配な言動には，定期通院を義務づけ，できるだけ安否確認を重視する．親元から離れて一人暮らししている場合は，親へ一時引き取りを依頼し，一時帰省を勧めることもある．また，短期間の入院を勧めることもある．
　発達障害を基盤にしながらも，激しい対人不安や強迫的なこだわり，急ないらいらから時に暴力的な言動をみせることもある．第4章で述べる二次障害への対応を検討する必要がある．

⑤ 関係機関との連携
　連携先は家族と大学関係者であり，可能であれば一堂に会して，今できる可能なかかわり，対応の役割分担を確認する．印象としては高校生活よりは余裕がある場合が少なくない．
　しかし，最大の課題は，卒業後の就労である．

g. 成人

① 臨床現場に持ち込まれる主な受診理由
　成人で受診される場合は，図 2-6 にあるような経過が考えられる．現場に持ち込まれる受診理由は大きく分けて，① 家庭内での衝突，② 対人面でのつまずき，③ 仕事面でのつまずき，の3つに分類される．
　家庭内では，親との長年にわたる葛藤や衝突，あるいは配偶者となかなか折り合いがつかないということで本人も向き合う相手も疲弊している場合がある．
　対人面では，友人や外出先でのやり取り，たとえば外食先での店主との衝突などである．
　最後の仕事面でのつまずきは，職場の同僚，上司とのあいだの人間関係や仕事上のミスなどである．
　いずれも本人だけでなく，周囲も日々の生活にとても困っている．
　そのため，受診理由としては，本人および家族・関係者が「発達障害」の有無を診断してほしいという場合と，本人が精神的苦痛を訴えての場合の2つのパターンがある．

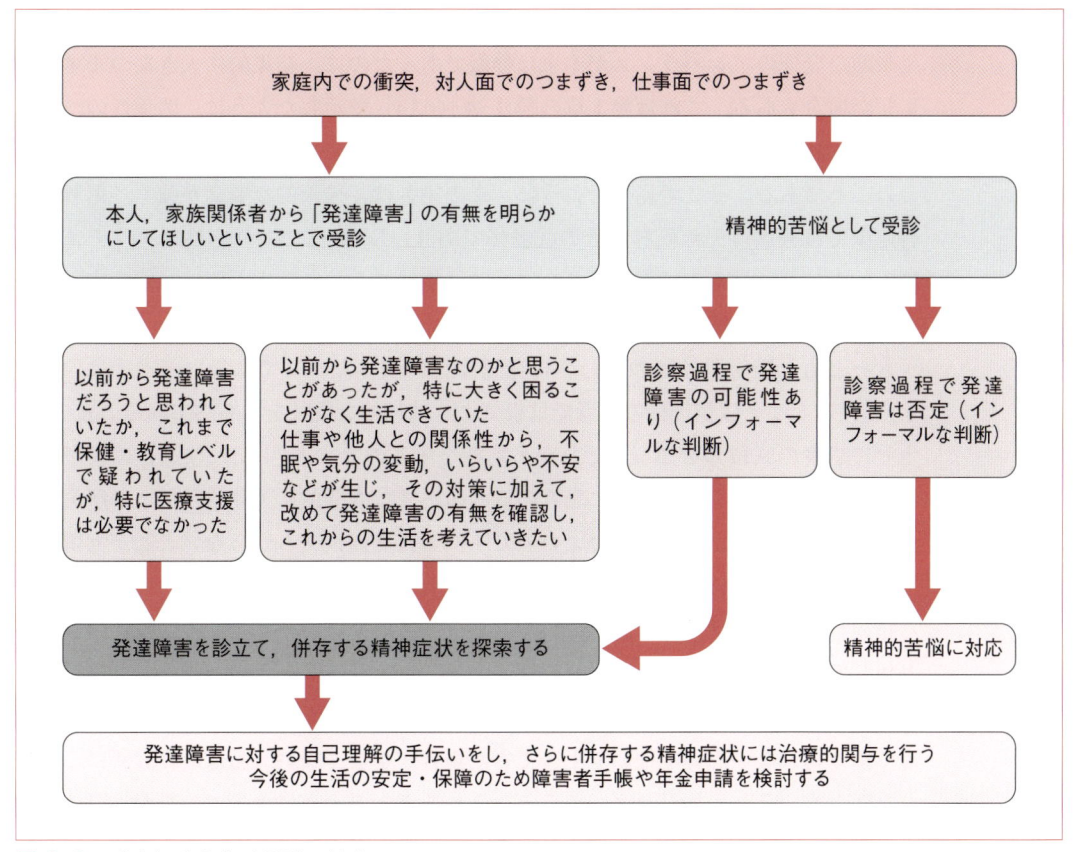

```
┌─────────────────────────────────────────────────────────┐
│      家庭内での衝突，対人面でのつまずき，仕事面でのつまずき       │
└─────────────────────────────────────────────────────────┘
         ↓                                    ↓
┌──────────────────────────┐      ┌──────────────────────────┐
│ 本人，家族関係者から「発達障害」 │      │   精神的苦悩として受診      │
│ の有無を明らかにしてほしいとい │      │                          │
│ うことで受診               │      │                          │
└──────────────────────────┘      └──────────────────────────┘
     ↓           ↓                     ↓              ↓
┌─────────┐ ┌─────────────┐  ┌─────────────┐ ┌─────────────┐
│以前から発達 │ │以前から発達障害 │  │診察過程で発達 │ │診察過程で発達 │
│障害だろうと │ │なのかと思うこと │  │障害の可能性あ │ │障害は否定（イ │
│思われていた │ │があったが，特に │  │り（インフォー │ │ンフォーマルな │
│か，これまで │ │大きく困ることが │  │マルな判断）   │ │判断）         │
│保健・教育レ │ │なく生活できてい │  │             │ │             │
│ベルで疑われ │ │た 仕事や他人と │  │             │ │             │
│ていたが，特 │ │の関係性から，不 │  │             │ │             │
│に医療支援は │ │眠や気分の変動， │  │             │ │             │
│必要でなかっ │ │いらいらや不安な │  │             │ │             │
│た           │ │どが生じ，その対 │  │             │ │             │
│             │ │策に加えて，改め │  │             │ │             │
│             │ │て発達障害の有無 │  │             │ │             │
│             │ │を確認し，これか │  │             │ │             │
│             │ │らの生活を考えて │  │             │ │             │
│             │ │いきたい         │  │             │ │             │
└─────────┘ └─────────────┘  └─────────────┘ └─────────────┘
      ↓             ↓                  ↓              ↓
┌──────────────────────────────────────────┐  ┌──────────┐
│  発達障害を診立て，併存する精神症状を探索する    │  │精神的苦悩│
│                                          │  │に対応    │
└──────────────────────────────────────────┘  └──────────┘
                       ↓
┌──────────────────────────────────────────────────────┐
│ 発達障害に対する自己理解の手伝いをし，さらに併存する精神症状  │
│ には治療的関与を行う 今後の生活の安定・保障のため障害者手帳  │
│ や年金申請を検討する                                     │
└──────────────────────────────────────────────────────┘
```

図 2-6　成人にみられる受診の流れ

　　前者の場合は，その有無が明らかになったことで，本人の生活にどのような益が生じるかを最初に確認しておく必要がある．最近，診断がついたことで職場でこれまで以上に冷遇されたということで，セカンドオピニオンとして相談に来られる方が増えている．医療は，その人にとって益ある結果に近づくためのものである．安易な判断が，その人や家族の今後の生活に大きな影を落としてしまうことがあることを，私は自戒を込めて常にこころに置くようにしている．後者の場合は，なによりもその精神的苦痛がこれまでの発達の道筋のなかで二次的に出現したものなのか，一次的なものなのかを明らかにする必要がある．

　　成人の方に発達障害という診断がつくかどうかという判断には，幼少期からの成長過程をいかに詳細に聴き取れるかという大きな問題がある．さまざまな事情により，家族や第三者から聴き取ることが難しい場合も少なくない．それまでの経過から，おそらくその診断に間違いないだろうと言いきれる場合もあれば，情報不足から暫定的な診断とせざるをえない場合もある．最終的に診断がはっきりしないと告げざるをえない場合もある．

② 面接に臨む前に

　　成人では診断そのものが難しい場合が少なくない．第4章でも述べるが，特に不適

切な養育や激しいいじめを受けたりして，対人関係が二次的に不安定になった場合，生来的な発達のアンバランスが本来は軽微であったのに，結果的に大きなつまずきを呈した場合もある．これは第1章の図1-4（p.14）で示したように，関係性のつまずきが発達特性に比べて総体的に大きい場合でも結果として発達障害にみえてしまう場合のことである．そこで述べたように，この場合は，後天的な要素が強く，児童精神科臨床では被虐待児症候群がその代表格であり，DSM-5では反応性アタッチメント障害と脱抑制型対人交流障害，さらに心的外傷後ストレス障害が関連した障害となるため，その後の治療的アプローチに工夫が求められる．

　もっとも，精神科診断の難しさは発達障害に限ったことではない．古くは西丸[29]が，「大切なことは精神科の患者では根気よく精神的な既往をしらべてみることです．十分に患者の気持ちを知ってそれから判断をするのです．（中略）検査には何かの方法があるわけでもなく，本当に患者の悩みの奥まで人間的に入り込み何とか解決してやろうという好意があるだけでよいのです．これを面倒くさがらないことが大切なのです．一人の患者に一月も二月もかかります」と，時間をかけて常に点検を必要とする精神科診断の原理原則を説いている．私は，この姿勢こそが生活の応援につながると信じている．

　痛み多い人生を歩んで来られた成人の場合，発達障害か否か，という二者択一的視点で割り切れない思いを抱いて生きてきた場合が少なくない．私は最終診断にこだわりながらも，それに拘泥せず，彼らが，これまでどのように生きていたか，今の生活の何がたいへんなのか，そしてこれからどういった日々を送りたいのかを聴き取り続ける診療行為を大切にしていきたい．

　大人になってから初めて発達障害の診断がつく場合，われわれは心に留めおくべきことがある．発達障害をもつニキ・リンコ[30]は「障害を持って生まれながら，何も知らず，健常児として育つ」ことには二重の屈辱がある，と述べている．一つは「人と同じことができないのに，理由がわからないので，自分のせいだと思ってしまう」屈辱であり，もう一つは「みんなとの能力の差を埋めようとせっかく自分で工夫しても，不自然だ，ごまかしだ，卑怯だと思いこんでしまう」屈辱であると述べている．

　大人になってはじめて生来的な障害が自分に存在していたということを受け止め，理解せねばならないという点，こうした思いで人生を歩み続けた方々の心を大切にすることなく，発達障害をもつ大人の方の生活を一緒に考えることは傲慢であると私はいつも自分の足元を見直している．

　診断における課題は，その方や家族にどれほどの絶望感，あるいは安堵感が生じるかを斟酌し，配慮することである．山下[31]は，診断とは「基本的には人間が人間を診ること」で，そのために「診察者と受診者が互いに語り合い，問いつ問われつしながら人間的交流を深める共同作業」と述べている．つまり診断するということは，非常に深い治療的なかかわりを意味している．

③ 面接の工夫

　それでも，多くの成人の方は，自分のつまずきの原因をつきとめたいがゆえに受診

される．それに対して，私は人間的交流を深める共同作業としての診察を繰り返す．

私は，カテゴリーとしての診断名を想定しあてはめる前に，面接を通してその人の暮らしぶり，生活を聴き取り，これまでの生き方をイメージすることを大切にしたいと考えている．これまでの暮らしぶりに，その方の生きてきた苦悩だけではなく，生きる強さが隠れている場合があることも忘れないようにし，いわゆる「インフォーマルな診立て」を行う．

さらに，一般的な精神科診察を行う．成人の場合，最初から生育歴を細かく聴き取れることは少ないので，まず現病歴を聴き取り，家族歴，周囲の評価を聴き取る．家族が同伴してくれると，客観的な生育歴も聴き取れるが，同席が好ましくない場合や，過去の歴史が聴取できない場合もある．できる限りの情報収集に努め，心理検査，知能検査も行う．この検査は，実施時期を慎重に検討する必要がある．不安定な精神状態時では，本来の特性が強く浮上していたり，精神症状と特性が重なりあう．まず精神状態が穏やかになってから実施したほうがよい場合も少なくない．こうしたフォーマルな診立てを並行していく．インフォーマルとフォーマルな診立てを統合して「暫定的診断」に至ることを目標とする．

人が人を理解するには，多くの時間を要する．しかし，その間，ただ手をこまねいてわからない，わからないとも言っていられない．私は私の診立てを伝え，その暫定的な理解を本人に伝え，感想を聞く．あてはまるところと，誤解していると指摘される場合もある．その重なりと行き違いから，私の診断フォーミュレーションは改変される．面接はその折り合いをつける場所である．そのつきあいのなかで生活の応援を検討し続ける．

④ これからのかかわりを示す

暫定的にカテゴライズされた診断（診断分類）と，ストーリーとなりうる診断（診断フォーミュレーション）を折り合いのなかで改変しながら，統合した「仮説」をつくり，具体的な生活への関与を探る．仮説に基づき，本人の状況，親，家族の現況に添って，無理なくできる生活プランを提案する．

Aさんは，元来の特性である感覚過敏さと対人関係のつまずきやすさによる生活の難しさをもちながらも何とか大学を卒業し，大手企業に就職した．就職した窓口での接客対応は，Aさんにとって最も苦手な職種であった．逃げ場のない騒々しさと不意打ち，臨機応変な対応が求められるなか，とまどい続けるAさんは，叱責，注意を受け続け，自己評価が傷つき，抑うつ的になっていった．

自ら精神科外来を受診したAさんには，適応障害と広汎性発達障害という診断が想定された．確かにAさんは高校時代から事務的処理，整理整頓などのパターン化された作業が得意で，生徒会活動では会計を担っていた．弱点と長所をより明らかにするため，落ち着いてから心理検査を実施したところ，記憶の良さ，手順が明確な作業の正確さが際立っていること，反面，処理するスピードはゆっくりで，作業手順が複雑化するととまどいやすい点が明らかとなった．

無理なくできる生活プランとして，しばらく自宅で静養し，気分が安定してから，復職希望を聞き，職場環境を苦手な窓口業務から，バックヤードでの書類整理，在庫管理に変更していくことを提案した．生活プランが本当にその方にとってメリットがあるか，本人にその感想を聞き，自己理解との齟齬を明らかにし，一緒に環境整備を検討し続ける．場合によっては，職場の上司へ説明に伺うこともある．

　こうしてカテゴライズされた診断（診断分類）とストーリーとなりうる診断（診断フォーミュレーション）を統合した「仮説」に基づいた対策を提案していく．
　時には一時的に薬物療法を追加することもあれば，関係者への説明を優先させる必要があることもある．暫定的と言わざるをえなかった診立ては継続的に探索し，その人の全体像をより明らかにしていく．特に成人の場合は，現実問題が軽減していくなかで，発達障害特性と思われていた特性が目立たなくなっていくことが少なくないので，焦らず，丁寧に経過をみていく必要がある．

⑤ 関係機関との連携
　これまでも述べてきたように，発達障害が想定される方とその周囲の方々の生活の応援は，医療現場だけで担うことは難しい．実際の対応はきわめてソーシャルワーク的なのである．自分が担える部分と，別の専門家に任せる部分は，分離分断ではなく，重なり合い混じり合っている．
　職場や家族，配偶者など多くの方々を巻き込んで，それぞれの生活を視野に入れながら，できる限り折り合いをつけるよう調整する．
　特に，関係性のつまずき，つまり生きづらさを抱え呻吟している発達障害をもつ成人の方には，その人の生活を大切にするためのかかわりを常に心に留めおいたうえで，日々を「丁寧に生きる（be careful）」ための応援をしたい．「丁寧に生きる」ということは，達成感や成就感を提供するだけでなく，日々の口惜しさや痛みもまた，正しく受け止め，明日をまた生きていく勇気をもつことである．ここでもまた「生きよ，生きよ，生きて苦しめ！」という言葉が私をいつも勇気づける．
　丁寧に生きるということを，当事者[23]だけでなく，その当事者を取り囲む，すべての関係者にも届けたい．

第3章

ライフサイクルのなかで行う鑑別診断を通した支援

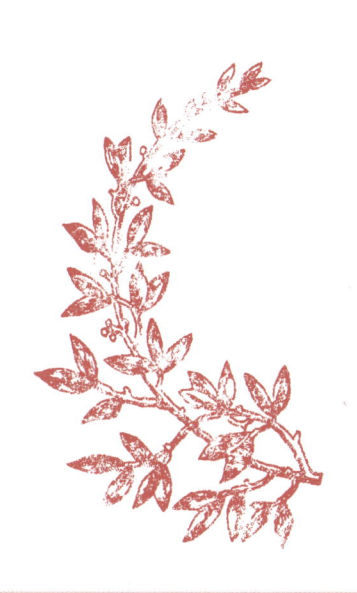

第2章では，ライフサイクルごとの面接の工夫についてふれた．面接を重ねながら私は，不確かな診断から暫定的あるいは控えめな診断へと焦点を絞っていく作業を，同時に行い続ける．それは，支援の焦点を常にできるだけ明らかにしていきたいからである．

　精神科を訪れるとき，受診を決心された親，家族，あるいは本人は，抱えた疑義が，精神科領域のものであり，発達障害圏に位置している可能性を，すでに比較的強く意識している．受診は，その疑義を晴らすため，あるいは，その疑義が確定するなら，確定した瞬間から生活の構えを変えないといけないという不安と覚悟を抱えて行われる．

　私は，診察室で，受診動機を尋ね，面接を重ね，行動を観察する．何度か時を変えて行い，さらにいくつかの行動評価を家族や関係者に求める．同時に，診察室以外の生活の様子を本人や親，関係者から聴き取り，時には生活の場に足を運び，情報収集に努める．

　こうした包括的なアセスメントを重ね合わせ続けるなかで，控えめな診断へと近づいていく．そのときに，複数の病態が私の脳裏に浮上する．その複数の病態のどれが，今の状態を最も的確に説明できるかを見極める．それが鑑別診断である．

1. 出生後から就園まで

　この頃は，子どもの育ちへの不安とその子の言動，そこにかかわる親の心情に向き合うことになる．

　早期の発達の様子から，精神・運動面が，どの程度ゆっくりかを聴き取り，まず知的能力障害（intellectual disability）の有無を考える．乳幼児期には，0歳から4歳7か月に適応する遠城寺式乳幼児分析的発達検査を試みる．これは，運動（移動運動，手の運動），社会性（基本的習慣，対人関係），言語（発語，言語理解）の3つの分野を6つの領域で評価するものである．面接室での実際の行動と母親からの聴き取りで評価し，記入用紙に記載していくと結果が折れ線グラフで現れ，この子の発達状況が一目でわかる．

　心理発達検査すべてに言えることとして，結果＝診断ではない．結果はその時点のその子の育ちの様子を切り取ったものである．親には，この結果から，わが子がどの分野に強く，どの分野に弱いかを伝えることで，かかわりの手立ての参考にしていただければよいのである．

　同時に私は，検査者の印象を聴きながら，3分野の育ちのバランスをみて，運動面では知的能力障害や発達性協調運動症（developmental coordination disorder）を，社会性では自閉スペクトラム症（autism spectrum disorder）と注意欠如・多動症（attention-deficit/hyperactivity disorder：ADHD）を，言語面では自閉スペクトラム症とコミュニケーション症群（communication disorders）を検討する．同時に，聴き取りの様子から母親のかかわりの深度と，子の育ちに対する期待度を探り，説明中の母の様子からその心情を読み取る．私は，発達障害とは，数ある中で唯一ひとつ

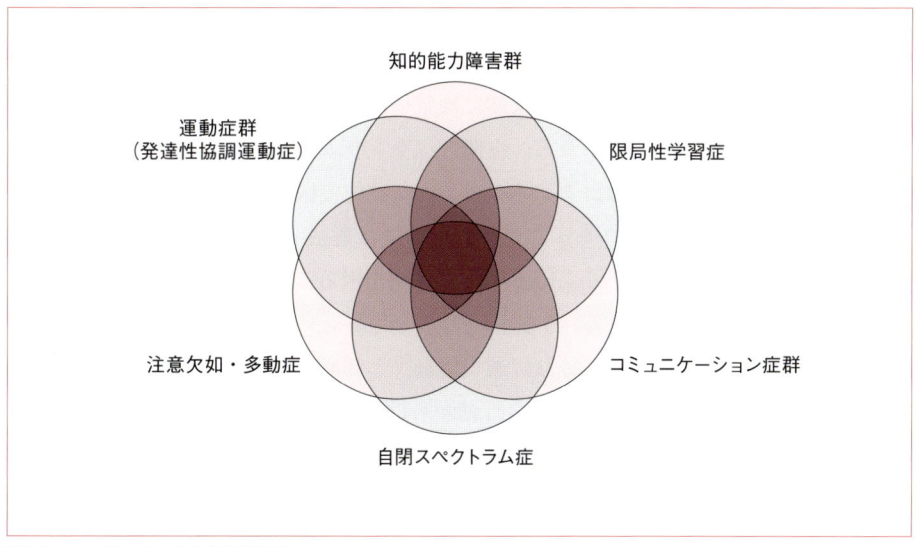

図 3-1　重なり合う発達障害

を言い当てることよりも，それぞれがそもそも微妙に重なりあっていることを前提として考えている（図 3-1）．

この時期，注意すべきは不適切な養育を背景とする行動障害（behavioral disorder）や反応性アタッチメント障害（reactive attachment disorder）であるが，まずは受診していただけたことが適切であったと評価し，不適切な養育があったとしてもその背景に，母親の子育ての苦悩やとまどい，あるいは家族関係の何かしらの歪みや，経済事情における生活苦，地域からの孤立感などの有無を探り，子育てをねぎらい，福祉の育児支援なども検討しながら，子どもの様子を診続ける．

2. 就園から就学前まで

集団生活が始まったことで，子どもの育ちの情報が広がる．同時に集団生活でのつまずきも明らかになりやすい．この時期は衝動的な言動，乱暴な行為か，集団になじもうとしない態度ということで ADHD，自閉スペクトラム症が最も周囲に疑われやすい．多動，衝動性は，この両者でみられやすいが，個別のやり取りから，表情や対話の様子，仲間意識や気持ちの汲みやすさなどが把握できることで多少の鑑別がつく．また，自閉スペクトラム症と社会的（語用論的）コミュニケーション症（social〈pragmatic〉communication disorder）は，限定された反復的な行動，興味と感覚の過敏さの有無で，多少は区別できる．また，この時期の運動面の不器用さは発達性協調運動症が疑われる一方で，巧緻運動の様子から限局性学習症（specific learning disorder）への発展，あるいは就学後の学習不振への進展も視野に入れておく．

対人コミュニケーションのありようで迷うのは，自閉スペクトラム症と反応性アタッチメント障害である．どちらも対人コミュニケーションに課題がある．私は，養育過程での不適切な養育，特に養育放棄の有無である程度は鑑別するようにしてい

る．次に迷うのが自閉スペクトラム症と選択性緘黙（selective mutism）の差異である．選択性緘黙は早期の発達には大きな問題はなく，自宅で家族の前ではよくおしゃべりをすることから，家族には気づかれにくい．集団場面での緘黙を目撃して改めて家族が知り，驚かれる．自閉スペクトラム症とは，よくおしゃべりする家族との対話状況などからのコミュニケーション技能で区別できる．ただし，その後の経過，特に集団場面でのコミュニケーションには難儀する子もいて，成長とともに社交不安症（social anxiety disorder）との鑑別に困ることもある．社交不安症の 75 % が発症年齢 8～15 歳である．5 歳前後のこの時期に，非言語的な遊びの有無が有力な情報となる．上手にできていれば選択性緘黙と判断できる．

多動，衝動性といった行動からは，とても活発な子と ADHD との鑑別がこの時期は難儀することもある．DSM-5 でも 4 歳以前の区別は難しく，就学後に同定されると記述している．診断を急がず，根気強くかかわり続ける必要がある．

他者とのやり取りにおける怒りっぽさ，挑発的態度，執念深さに判断される反抗挑発症（oppositional defiant disorder）と ADHD との鑑別も難しい．多動，衝動性，不注意に加えて，社会的な脱抑制が認められた場合，ADHD だけとは認めにくい．二次的な反発か，反抗挑発症の合併，あるいは脱抑制型対人交流障害（disinhibited social engagement disorder）が隠れていないかを鑑別する必要がある．反抗挑発症はいわゆる不適切な養育や養育環境の変化との関連が高い．脱抑制型対人交流障害も被虐待経験と関係しやすい．また，脱抑制型対人交流障害では，注意の困難は少なく，多動さは日内変動（夕方以降に多い）を示すように思われる．成育歴を重視して鑑別を試みるが，生来の ADHD に，後天的に反抗挑発症や脱抑制型対人交流障害が重なったとしか判断できない場合もある．

集団生活のストレスからか，暫定的チック症（provisional tic disorder；その多くは一過性のチック症状で終結）や爪かみ，指しゃぶり，夜驚症（night terrors）などもみられる場合がある．親には，これらは時期が来ると収まることも少なくないと伝え，まずは安心してもらい，経過をみながら環境調整を試みる．

客観的な心理検査として，この時期，私は田中ビネー知能検査Ⅴを活用している．これは，2 歳から成人に適応される知能検査で，思考，言語，記憶，数量，知覚などを検討するようにできている．田中ビネー知能検査Ⅴの利点は，単に能力を数値化するのではなく，生活上のつまずきや学習面の苦手さの機序をある程度理解するための分析的な助言ができることにある．

3. 小学校

小学校に入学するとさらに，言動，態度，対人コミュニケーション，運動能力などを駆使して，生活場面で規律ある生活が強いられる．

言語表出が豊かになってきた知的能力に遅れのない自閉スペクトラム症と，ADHD との鑑別は相変わらず難しい．実際，DSM-5 でもその併存を認めた．

ADHD の主症状の多動さは，年々小さい動きになり，小学 4 年生くらいになると，

シャープペンシルの芯出しをやり続けたり，手遊び，指遊びなどへ変化する．一方的な会話は，衝動性から（ならばADHDが優勢）なのか，状況判断ができないため（ならば自閉スペクトラム症が優勢）かで鑑別する．忘れ物の多さも，興味関心の乏しさから（ならば自閉スペクトラム症が優勢）か，全般性の失念（ならばADHDが優勢）かを検討する．これは，環境調整に有益となり，薬物療法を検討する場合にも役立つだろう．

　学習不振が徐々に目立ってきた場合は，それが単に限局性学習症からか，興味関心の乏しさやクラス集団や担任との人間関係を拒否したことで二次的に生じた（ならば自閉スペクトラム症が優勢）ものかを鑑別する．また，巧緻運動が苦手であったり，書字する手指と板書を見る目の協調運動がうまくいかないから（ならば発達性協調運動症も視野に入れる）なのかを鑑別する．学年が上がるに従って，知的な能力のごく軽度の遅れや境界線知能と思われる子どもの学習不振が目立ってくる場合もある．急ぎ知能検査を行い，その有無を検討する．これらは，学習支援のメニューを組み立てるうえで必須といってよい．

　行動上の問題で強く迷うものに，自閉スペクトラム症における反復的な行動と，強迫症（obsessive-compulsive disorder）にみられる強迫行為がある．私はいずれの行為も，本人の不安や苦痛を和らげる目的があると理解しており，時にその区別のつきにくさに悩む．DSM-5にある強迫行為は，「快楽のためには行われない」という視点である程度は分岐できるが，それでも悩む．もちろん，自閉スペクトラム症に強迫症が併存したと考えることもできるし，自閉スペクトラム症の範疇として包含することもできる．

　仲間はずれやいじめられる場合は，その子の言動，対人コミュニケーションの力を査定する．時には相手側の子どもに課題がある場合もあるため，学校現場の情報は不可欠である．

　本人自身がいじめ行為やけんかに加え，武器を使った攻撃や動物などへの攻撃，嘘や盗み，規則違反を行っている場合，素行症（conduct disorder）が疑われる．これは10歳までにみられる小児期発症型と，10歳以後に初めてみられる青年期発症型に分類される．

　極度の不安などから武器を持ってでも自分を守ろうとする自閉スペクトラム症とは，その精神内界で鑑別がつく部分もある．典型的なADHDだけでは，ここまで攻撃的な言動には至らない．ただし，両者が重なっているとしかいえない病態もある．反抗挑発症と同様に，生来のADHDに後天的に強い攻撃性が重なったとみなすしかない事例もある．DSM-5では，素行症は，気むずかしい感情調整の難しい乳児，平均以下の知的能力といった気質と，不適切な養育状況や暴力への曝露といった環境要因と遺伝的要因が危険要因とされている．さらにDSM-5では，こうした易怒性，攻撃性，素行上の問題は，うつ病（depressive disorder），双極性障害（bipolar disorder），重篤気分調節症（disruptive mood dysregulation disorder）をもつ子どもや青年にも起こりうるとしている．私は，小学生の子どもに対して，うつ病あるいは双極性障害と診断した経験がない．また，6歳以下または18歳以上では，初めて診断す

べきではないとされており，10歳以前から症状が出現するといわれる重篤気分調節症[1]と明確に診断がつく子どもと出会ったことがない．

　小学校では，比較的丁寧に子どもの様子が観察され情報も豊かではあるが，時に学校側と保護者側で感情的に激しいもつれが存在している場合もある．よく言われるのが，親もまた発達障害傾向をもっているから，ということであるが，私は，私も含めて双方全員にある個性が，不幸にも相容れないなかでの悪循環を生んだという場合もあると思っている．こうした場合，診断や鑑別を急がなくても，私の経験では，環境調整あるいは，年度替わりで担任が変更となったり，クラスメートの顔ぶれが変わったことで，問題視されていた言動が減少することもある．時間を味方につけることが有効なこともある．

　この時期，授業参観で親が気づくものに，選択性緘黙があるが，その鑑別は前述した．

　改めて注意すべきは，不適切な養育や性被害の有無である．これは思春期以降，特に青年，成人の方の面接で，時々，小学生の低学年から性被害を受けたことがあるという述懐を聴くことがあるため，常にその危険性を頭に入れて面接をしておきたい．症状としては，反応性アタッチメント障害，脱抑制型対人交流障害などで，高学年になると解離症群が認められる場合もある．

　この時期の知能検査では，私はウェクスラー児童用知能検査第4版（Wechsler Intelligence Scale for Children-4th edition：WISC-IV）を活用している．これは，5歳0か月から16歳11か月に適用される知能検査で，言語理解指標，知覚推理指標，ワーキングメモリー指標，処理速度指標の4つの指標のもと，それぞれ下位検査項目がある．それらの結果から全検査IQを測定する．それぞれの指標からその子の得意，苦手が推測でき，それに応じた支援策を検討する．指標，下位項目からその子のもつ力が想定でき，学校現場との情報交換にも活用しやすい．

4. 青年・成人

　本来はここで思春期について述べるべきであるが，順序を逆にさせていただく．というのも，クリニック等での診療を行うなかで，最近，発達障害が疑われる青年・成人の方とよく出会うようになったが，彼らの抱えている生活の障害は，さまざまな病態が重畳している印象がある．

　青年・成人で初めて受診された場合は，発達障害の診断を求めている場合もあれば，まったく別の症状でみえ，その経過のなかで発達障害の診断へ近づいていく場合もある．

　タイプとしては，

① 発達障害の有無をはっきりさせたい

　a．これまで一度も発達障害と疑われたことがなく，すでに統合失調症と診断がついているが，最近，自分で疑い，あるいは周囲から発達障害ではないかと言われ受診された場合

b. 自分では内心ずっと，子ども時代からどこか周囲の人と違うと思い，自分を責め，人を恐れ，生活をしてきたが，最近，自分で疑い，あるいは周囲から発達障害ではないかと言われ受診された場合

② 他の精神症状で受診された場合

の2つがある．

　①のaの場合は，当初の診断をいま一度鑑別し，その可能性を仮想し，これからの治療の方向性を一緒に考え続ける必要がある．すでにある診断名の根拠と，その当時の病態を，医療機関から情報提供してもらい，改めて成育歴を尋ねなおす．

　注意が必要なのは，発達障害ではないかということで，種々の情報を入手して，自分で行う発達障害チェックなどを，インターネット上で見つけ行い自己判断が終了している場合である．問診しても，教科書的なエピソードが誇張して符合するかのように語られる場合もある．

　できるだけ，客観的な意見として家族からの情報を入手して，多面的に情報を整理する必要がある．特に一度も発達障害と疑われたことがなかった場合，その特性は**図1-4**（p.14）に示した関係性のつまずきの大きさのほうで発達障害化している場合もある．環境調整をしていくなかで，関係性のつまずきが小さくなると，もともとの発達特性がそれほど大きなものでなくなる場合もあり，発達障害としても，それほど顕著でなく収まることもある．

　しかし，私は，すでに統合失調症と診断された当時の経過に思いを馳せてみる．まとまりのない話や幻聴を示して受診された場合，特にかなりの緊張と切迫感で受診された場合，多くの臨床家は自閉スペクトラム症よりも統合失調症スペクトラム障害（schizophrenia spectrum disorder）を脳裏に置くのは当然のことである．

　DSM-5では，病状の持続時間によって，短期精神病性障害（brief psychotic disorder），統合失調症様障害（schizophreniform disorder），統合失調症（schizophrenia）あるいは統合失調感情障害（schizoaffective disorder）と分類するが，自閉スペクトラム症がある方であっても，生活していくなかで，さまざまなライフイベントからの関係性のつまずきから，一過性の精神病状態を示す可能性もある．

　その病態の変動の大きさや，症状出現後の全体的な衰退から，自閉スペクトラム症がベースにあると推定できても，再発悪化，あるいは予後を想定して，統合失調症として比較的長く経過をみながら治療を続けていくことも，臨床の立場から誤りではない．

　私自身は，この両者の鑑別は容易ではない，あるいはかなり似通った病態として理解しているため，無理して鑑別するよりも，つまずかせない配慮を細やかに行い続けるほうが得策であろうという視点に立っている．

　①のbの場合は，これまでの生活ぶりを聴き取り，改めて発達障害の特性がどれほど存在しているかを確認するために尋ねる．しかし，その一方で，今日これまで生活してきた力を讃え，診断を急ぐよりも，その難を逃れてきた生活史，本人の生きる力の強さを同時に評価する必要がある．

　しかし，そのうえで，これまで自分のなかの特性の一部を知らずに生きてきたこと

のつらさにも心を添わせたい．第2章で述べたニキ・リンコ[2]のいう「二重の屈辱」（p.100）を理解することがきわめて重要である

①のbの場合であっても，診断も結局は暫定診断である場合が少なくないことを伝えたうえで，受けとめる相手の心情や立場を斟酌する必要がある．

鑑別診断では，②の他の精神症状で受診された場合が，最も悩む．実際，さまざまな症状のため別の診断がついていた方々を，主治医変更により，任せられたことがある．クリニック開設後からの乏しい経験ではあるが，総勢30名程度の方のなかの1/3以上で，改めて発達障害の鑑別が必要と，私は感じた．しかし，すでに別の精神症状で治療継続されている場合，この新たな局面をどのように提示するべきか，思い悩み続ける．他の精神症状で新規に受診された場合であっても，相手のニーズは，抱えている悩みを解消することである．いずれの場合であっても疾患ではない脳のタイプとしての発達障害の存在が疑われるという状況を診察の場で新しく浮上させるタイミングは，個別に推し量る必要がある．

私は，これまでの治療を継続しながらまずはよく話を聴き，そのなかで抽出した症状に対する対策を提案し，いろいろな切り口を模索し続けながらタイミングを量るようにしている．

摂食障害ということで前医から受け持ち，しばらくは摂食の様子を聴き，さらに生活のありようと，本人の希望を聴き続けた．あるとき，その女性が，「摂食障害は自分のストレス発散行動で，基本は自分の対人コミュニケーションの悪さなんだと思う」と，寂しそうに口にした．「対人コミュニケーションの悪さって，どんな？」と尋ねると，つい最近友人と口論して絶交したと話され，こうした衝突が常にあること，「自分はどうしたら相手と口論しないで過ごせるのか」と呟いた．「子ども時代からそうですか．摂食障害とも関連することですが，子ども時代からの対人コミュニケーションについても，もう少し教えてもらえますか」

本人がなかなか思いを語ってくれないときは，家族が同居されている場合，本人の同意を得てから，家族だけで受診してもらい，「ここ半年ばかり診てきたのですが，実は，私は今のうつ気分とは別に，この方には以前から生活を送るうえでの不器用さがあったように想像しているのですが」と切り出して，成育歴を改めて聞き出すこともある．

時に家族が，「実は私は，この子，発達障害の可能性があるのではないかと，以前から思っていたんです」と語りはじめることもある．

この時期の鑑別診断としては，発達障害のほかに，統合失調症スペクトラム障害，双極性障害，抑うつ障害群（depressive disorders），不安症群（anxiety disorders），強迫症などを念頭におく．

また逆に，発達障害と思われて対応してきた方のなかに，実は上記の精神障害が隠れていたこともある．

自閉スペクトラム症と統合失調症との鑑別の難しさは前述した．さらに，自閉スペクトラム症と双極Ⅱ型障害（bipolar Ⅱ disorder）の鑑別も容易ではないと思う．高機能の自閉スペクトラム症の方が，仕事や興味関心の大きさにより，軽躁病エピソードを示したり，対人コミュニケーションの疲弊などから抑うつエピソードを呈したことを経験している．自閉スペクトラム症の方には抑うつと軽躁の両相の持続がいずれもごく短く頻繁に交替する，いわゆるラピッドタイプ（rapid type）での気分変調が多い印象がある．少量の気分調整薬が奏効する場合もあるが，気分が安定したときでも，やはり対人コミュニケーションの困難さや独特のこだわりが残る．

　その一方で，ADHDと思われた方が，その経過のなかで，実は双極Ⅰ型障害（bipolar Ⅰ disorder）と判断するべきだったという場合もある．家族歴にも発達障害の可能性を認め，私は躁状態の症状をADHDの症状と取り違えていた．印象的だったのは，混合状態の時期に，こだわりが強くなり，論理的な展開をみせ，あたかも自閉スペクトラム症の方と会話している錯覚に陥ったことである．それはこの方の性格傾向が先鋭化しただけであったのだ．

　不安症群のなかの社交不安症を主症状として受診された方のなかにも，自閉スペクトラム症の傾向を強くもっていた成人の方がいる．印象的なのは，その多くが選択性緘黙に近いほど口数が少なく，「場に慣れる」よりも，次第に生活のなかの出来事，たとえば隣室の物音や新聞を投函する人たちへの恐怖感を増強させ，ひきこもってしまうことだ．それでも家族とだけはよく会話したり，家族にだけは過度な要求をしたりもする．

　強迫症との鑑別もまた悩ましい．自閉スペクトラム症の方の場合，生活のなかのこだわりなのか，儀式的行為やおまじないなのか，強迫行為かが定かではない場合もある．翌日の仕事があるのに，目にとまった本を最後まで読まないと気がすまないという自閉スペクトラム症の方は，読書そのものは苦痛ではなく，ある意味達成感もあるという．また入浴時間がどうしても1時間以上になってしまうという方もいる．強迫行為は「快楽のためには行われない」という視点からいうと，こられの行為は楽しみの一部だが，どのようなときでもいっこうに改善されず，継続しつづける．ただ，自閉スペクトラム症としてのプランニングの問題，時間配分や見通しが悪いことだけでは説明ができず，こだわりかもしれないが強迫行為と考えることもできる．

　青年・成人の鑑別で，最も悩むことが，これまで生きてきたなかでの外傷体験の未整理である．これまでも不適切な養育からの障害との鑑別が必要であることは強調してきた．私が診察室で出会う方々のなかには，成人に至るまで経験し続けた人間不信を語る方もいる．幼少期からの親の対応に対する痛みと恨み，つらさと哀しみを訴える方がいる．そして，その方の多くに慢性的な希死念慮，それも消極的に社会から撤退したいという消滅願望のような形を取ることが少なくない．

　診察室で解離症群（dissociative disorders）を呈したり，心的外傷後ストレス障害（posttraumatic stress disorder：PTSD）としてのフラッシュバック，過去の外傷体験に関係した記憶が突然侵入的に鮮明に甦ることに悩み続ける方がいる．自閉スペクトラム症の方がみせるフラッシュバック（タイムスリップ現象）も，過去の記憶が鮮

明に想起されるので，その差異は私には判別できない．

こうした方を前に，私はどうやって対話し続けたらよいかひどくとまどう．目の前の方にあるこれまでの生活史のなかの痛みが私に強く迫ってきて，言葉が口から出てこないような，気持ちがはね飛ばされるような感覚を抱く．

広い意味での被虐待経験からの精神症状は，後天的な発達障害と位置づけられるという視点[3]もあるが，私は生来的な発達障害以上に生活障害を抱えていると考える．もちろん生来的な発達障害に過酷な体験が重なったことで，より複雑な病態を呈したといえる場合もあるだろう．

私は，直観的には，世界に近づこうとして傷つくことがある生来性の発達障害と呼ばれる世界をもつ方々と，ただ世界にいただけで傷つけられ続けた後天性の発達のつまずきをもった方々とは，単純に守られ感，安全保障感の獲得の差異が大きいように思われる．

この時期の知能検査では，私はウェクスラー成人用知能検査第3版（Wechsler Adult Intelligence Scale-3rd edition：WAIS-III）を活用している．これは，16歳0か月から89歳に適用される知能検査で，言語理解，知覚統合，作動記憶（ワーキングメモリー），処理速度という4つの群指数を測定する．4つの群指数には，14の下位検査項目がある．それらの結果から言語性IQ，動作性IQと全検査IQが測定できる．WISC-IV同様に，測定値からその人の得意，苦手が推測でき，それに応じた支援策を検討する．指標，下位項目からその人のもつ力が想定できる．

より詳細に心理状態を把握する必要がある時は，攻撃性が強い場合や自己評価や自己価値感を落としている場合は，P-Fスタディ（Picture-Frustration Study；絵画欲求不満テスト）や文章完成テストを検討し，描画テスト（バウムやHTPテスト〈House-Tree-Person Test；家-木-人描画テスト〉）も有用となる．時に，アタッチメントとの問題が絡んでいるような印象があるときは，より包括的アセスメントとしてロールシャッハテストを行う場合もある．こうした検査は，実施する臨床心理士と当事者とで改めて心理面接を行ってもらい，関係性を重視し，明確な目的のもと実施する．実施後には今後の生活の糧になるフィードバックが必須となり，これが本人の自己理解を深める助けとなる．

5. 思春期（中学校，高等学校）

思春期時代の鑑別診断に戻る．

ここで改めて，鑑別診断の必要性を述べておく．私の臨床力では，発達障害圏にとどまらず，精神医学的診断は，すべて暫定的診断となると思っている．それでも，支援は発動する．支援はすぐに行われないといけないし，暫定的診断であっても支援を行うことはできる．

鑑別診断とは，できるだけ正しい判断をするためのフィルターである．私は，Korchin[4]の「有効な諸決定を下す際に必要な，患者についての理解を臨床家が獲得していく過程」をアセスメントと称する姿勢を支持する．そのためには，いわゆる客

観的なアセスメント（フォーマル）と主観的判断からのアセスメント（インフォーマル）が撚り合わされる必要があると信じる．客観的なアセスメントを十分参考にしながらも，己の揺らぐ直観とも呼べる主観的判断に常に向き合い，その主観的なアセスメントと対話し続けるなかで，暫定的あるいは控えめな臨床診断を私は下す．

　この揺らぎのなかで主観的なアセスメントを行い続け，とりあえず今できる生活支援を継続するのが私の臨床の姿である．

　鑑別診断とは，この揺らぎのなかで継続し続ける主観的なアセスメントである．ゆえに，鑑別診断は同時にその時とりあえず適切と思われる支援と表裏一体となっている．

　思春期（中学校，高等学校）で出会う方には，すでに発達障害が疑われた場合やその特性をもち続けていて思春期を迎えた場合がある．その場合の鑑別はこれまで記述してきた通りである．ただし，中学・高校生になってから初めて受診された場合は，発達障害の特性だけでなく，その子の多彩な心身の訴えから診断を絞っていく必要がある．おそらくこれが小学生，特に低学年までの受診の仕方と異なり，前述の青年期以降とも若干異なる部分と思われる．

　学校に行くということがストレスになっている場合は，過敏性腸症候群や原因不明の腹痛，頭痛を呈しやすく，時にめまいや過呼吸，頻脈からの動悸といった自律神経の過覚醒症状と，結果的登校しぶりや不登校，あるいは保健室登校，さらには，軽度の昼夜逆転傾向といった睡眠障害や睡眠リズム障害などを心配し受診される場合もある．

　これまで知的に問題視されることがなく，学校環境で大きなトラブルがないと話されても，よくよく尋ねると，小学時代あるいは中学時代にいじめを受け一時期悩んでいたという既往や，担任に個別に支えられたりして難を逃れてきた，という紆余曲折が存在していることは少なくない．

　自閉スペクトラム症と思われた方が，この時期一過性かつ非常に短期間，まとまりのない発語や幻聴（耳元で小さくささやく友人の声など）を自覚し，恐ろしい気分を抱くことがある．しかし診察場面では，比較的疎通性もよく，時に話の合間に笑顔も見られるなど，終始緊迫した印象はない．契機といえるほどのエピソードも明確ではないが，時には文化祭などの強いストレス下で，実行委員長を担ってしまい数日不眠が続いたといったエピソードを聴くこともある．これらはいわゆる短期精神病性障害と呼べるものなのかもしれないが，あまり気がつかずに過ぎることもある．

　DSM-5によると，病状の持続時間が1か月未満の短期精神病性障害は，発症年齢の平均が30代半ばで，再発率は高いが予後良好という．一方で1か月以上6か月未満の病状の持続時間で診断される統合失調症様障害では，経過を追うと2/3で統合失調症あるいは統合失調感情障害と最終診断されるという．

　また，明らかに統合失調症と思われる病態で来られた方でも，成育歴を丁寧に聴くと，高機能の自閉スペクトラム症の存在が強く疑われる場合もある．しかし，青年・成人になると，何度か短い精神病症状が繰り返され，最終的に統合失調症と診断せざるをえない場合もある．

すると，自閉スペクトラム症か統合失調症スペクトラム障害かの鑑別以上に，この時期を脆弱期としてとらえ，安定した青年期まで支援をし続ける必要がある．それは，たとえ何らの理由で中断を挟んでも常に心に留めおくだけでもよい．

青年・成人期をよりよい状況で迎えるために，思春期に必要な鑑別診断は，ひとえに不適切な生活状況からの後天的な発達のつまずきの発見と支援である．

この予防は難しい．精神障害すべてにいえると私は思っているが，すべきことは予防よりもこれ以上悪化の方へと歩を進ませないための協働作業であろう．これは，たとえば，臺[5]が目指した発病予防が再発予防となり，生活支援へと変化していったさまと重なる．

しかし，不適切な生活状況からの後天的な発達のつまずきが抱える症状は，かなり深刻であると私は思う．生活の営みのなかで重畳してきた思いは，簡単に整理できるものとは思えない．

そもそも，発達障害という特性そのものを，その人から切り離して理解することができないように，発達障害をもち，あるいはもたずに，不適切な生活状況からの後天的な生活の障害をもつに至った方の人生をきちんと追体験できるはずもない．目標はすでに湯浅[6]が述べたように「痛み多い人生行旅を難渋しながらも，自分の足で歩み続ける」ことを「継続的な生活相談」を行い続けるなかで実現させることでしかない．

大人へ挑戦的かつ強気な態度を前面に出すことで，足元の揺らぎや脆弱で傷つきやすい心を必死に守ろうとしている，疾風怒濤の思春期の一時期を生き抜こうとしている彼らと，どれほど私は対話できるかが求められる．

対話には，双方の価値観や世界観が反映している．対話することで，その差異は明確になり，時に新しい気づきや価値観が生まれ，折り合いがつくこともある．さまざまなつまずきの改善は双方の歩み寄り，折り合いをつけることから始まる．双方が「わかりえない」という不確実性に耐えながら，共に生きるための対話を可能にする努力を，まず私のほうで必死に行う必要がある．それが，前述した青年期以降の彼らの心を守る体験の一里塚となると信じる．

この時期の知能検査もWAIS-IIIであるが，他の検査も含め，この時期は内面を探られることへの警戒心が強い．決して無理して検査を行う必要はない．私は，本人の自己理解を深める助けとなる利点を掲げ，納得してくれた場合にのみ，実施する臨床心理士に当事者との心理面接を行ってもらい，最終的に心理士に検査実施の判断をしてもらうようにしている．

思春期は，こうした主体性を守るという姿勢がむだにはならず，それがきっかけとなり，いじめや性被害という不適切な生活の営みを開示してくれることもある．とぎれることなく開かれた話に耳を傾け続けることに意味と価値があると，私は信じている．

第4章

二次的問題について

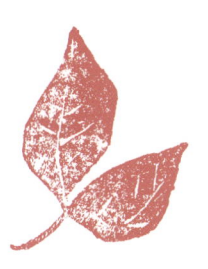

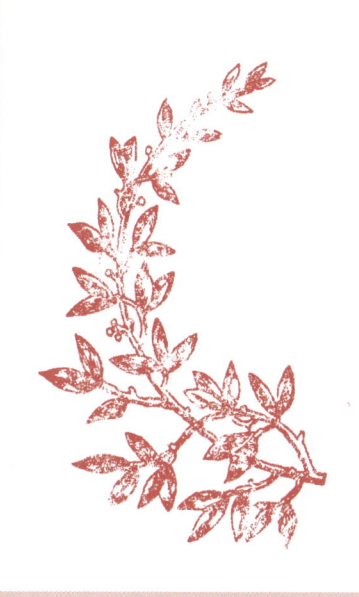

発達障害圏においては，二次的問題あるいは二次障害という言葉もまたよく使われている．

　実際，日々の発達障害臨床では，「二次障害はどうすれば予防できるか？」，「どのような対策を考えるとよいのだろうか？」，「そもそも二次障害とは何だろうか？」，「どうして二次障害が生じるのだろうか？」といった疑問を下敷きに，「うちの子のこの言動は，二次障害というものなのでしょうか？」，「このままだと，うちの子は二次障害になってしまわないでしょうか？」と尋ねられることがある．

　普段何気なく使用している二次的問題あるいは二次障害という言葉は，本来の障害（一次的問題，一次障害）の増悪や新たに追加され出現した別の課題という意味合いがある．本来の障害（一次障害）をもって生活を送るなかで，後天的に，心理的因果性が認められるなかに生じたさまざまな課題は，二次的問題と呼ぶことが多い．さらにその状態が診断名となれば二次障害と呼ばれる．本来の障害（一次障害）にたまたま合併，併存した障害は，合併障害とか併存障害と呼ばれるが，その重なりに因果関連を認めない場合は，comorbidity，共存障害と呼ぶこともある．ちなみに薬物療法による副作用症状を三次的問題と呼び，それが障害となると三次障害と呼ぶ立場もあるようだ．

　私は，発達障害の二次的問題には，生来的な発達のアンバランスさ，本来の障害を基盤にして生じる，
① 本人の生理学的問題（睡眠リズムなど）
② 本人の情緒的問題（自己評価，自尊感情の低下など）
③ 本人の行動上の問題（暴言，暴力，ひきこもりなど）
④ 本人を取り巻く環境的問題（周囲の感情や環境の変化など）
⑤ 関係者，専門家による人為的問題（関係者の対応など）
という5つの問題があると思っている．

　以下，それぞれのライフステージにおける5つの問題について検討する．

1. 出生後から就園まで

　この時期目立つのは，本人の生活リズムの乱れと，主たる養育者の情緒の揺れであろう．5歳までに認められるESSENCE[1]（early onset symptomatic syndromes eliciting neuropsychiatric/neurodevelopmental clinical examination；神経精神医学的／神経発達的臨床所見による早期兆候症候群）の兆候（**表2-2**〈p.35〉）にあるように，睡眠と食事の困難さは，養育者にとっても大きな悩みとかかわりの難しさを生む．

　出生直後から，ともかく眠らない．抱っこして寝かせ，ようやく寝たので布団に置いた瞬間に火がついたように泣き出して，また抱っこをする，という永久運動を夜から朝まで行っていた夫婦が「このままだと私たちが倒れてしまいます」と3歳のわが子を連れて相談にみえた．

　その子は車での移動にもさまざまなこだわりがあり，移動中の音楽から乗り降りの

順番まで決まっていて，その一つでも怠ると，ぐずりが収まるまで小一時間かかってしまうという．

　自閉スペクトラム症（autism spectrum disorder）のある乳幼児期の子どもの睡眠の相談では，入眠が困難，睡眠時間が不規則で総睡眠時間が短い，頻回に中途覚醒する，早朝から覚醒してじっとしていない，などがある．
　私自身は，発達障害，特に自閉スペクトラム症のある方がもつ，外界刺激への過敏性が，安心した眠りを妨げてしまうのではないかと考えている．加えて，そもそも睡眠-覚醒リズムが安定確立しにくいタイプがあるのではないかとも思っている．ここには，睡眠のリズムを整えるメラトニンを使用することで睡眠が安定するという報告もある．
　一方，乳幼児期の注意欠如・多動症（attention-deficit/hyperactivity disorder：ADHD）にも，寝つきが悪いなどの入眠時間のずれや，頻回に中途で目が覚めるという問題があるといわれている[2]．これは，ADHDの特性として，今行っている行為が止められないという生来的な傾向と関係しているのではないかと私は考えている．私がかかわった子は，まるで襲ってくる眠気と闘うように，寝つく直前まで動き回り，ある瞬間に，気絶あるいは電池が切れたおもちゃのようにその場で寝るということを繰り返していた．ここにもADHDの特性の一つである「抑制欠如」が関連しているように思われる．
　もう一つの生活上の課題は食事である．食事の問題は，いわゆる偏食に加えて，一定の決まった時間に食事が摂れない，一定時間内で食事摂取が終了しないという生活リズムと関係する．また，この時期もう一つの問題は「異食症（pica）」と「反芻症（rumination disorder）」である．
　偏食は，特に味覚過敏や歯触り，のどごしといった感覚過敏と関連しているように思われる．
　異食症は，DSM-5では少なくとも1か月にわたって，紙や糸くず，髪など非栄養，非食用物質を食べることとある．知的能力障害や自閉スペクトラム症の方にみられることがあり，診断の最小年齢は2歳といわれる．できるだけ制止する，その物質をできるだけ排除するなどで対応する．
　反芻症は，DSM-5では少なくとも1か月にわたって，食べ物の吐き戻しを繰り返す，吐き戻した食べ物を再度噛んだり飲んだりするというもので，幼児期の発症年齢は生後3〜12か月のあいだといわれる．比較的自然寛解するというが，知的能力障害や自閉スペクトラム症の方にみられる場合，やや年長では，頭打ちなどの自傷行為の反復性運動性行動，あるいは自己刺激誘発行動と考えてもよいように継続される場合もある．
　自閉スペクトラム症をもつ方は，日課が決まるとそれに沿えるといわれているが，乳幼児期は，日々不確実な日常のなか，大きなとまどいを抱え，今を生きている印象が強い．彼らは，次どうするかがわからないまま，大きな不安を抱えて今を生きていると思われる．自閉スペクトラム症をもつ方は乳幼児期から，外界刺激と常時闘い続

けている．そこから安心につながる日課を入手するには，周囲がかなり一貫して気を配り，生活リズムの設定に先手を打たないと，彼らが先に手を打つ．それが「こだわり」，マイルールである．車での移動にさまざまなルールを作り，その一つでも怠ると不安になる3歳の子は，まさに「車での移動」におけるルーティンを先取りしたのである．

　一方でADHDのある方は，この時期，自分のしたいことを常に最優先とする．空腹であっても，今したいことが今していることがあれば，それが終わるまでは次の行動には移らない．睡眠の不安定さと同じ理由で食事時間も一定しない．加えて，食事中であっても食事に集中せず，一口食べては，テレビの方に行き，しばらくして戻ってきてはまた一口という，だらだらした態度（本人にとっては今したいことの連続であるだけ）を示しやすい．

　こうした生来的な傾向から派生する生活リズムの乱れが二次的な問題を招く．日々のことなので，主たる養育者は，その世話に疲弊し，頻回な声かけに声も嗄れ，時にはいらいらした気持ちをストレートにぶつけてしまうことになる場合もある．

　発達障害の有無がまだ不明である時点では，主たる養育者である母は自責感に苛まれ，配偶者はこうした生活リズムの成立は，母親のしつけの範疇と誤解し，時に妻を責め追いつめてしまうことで家庭の雰囲気が悪くなっていくこともある．

　ここに次の乳児が生まれたりすると，母の負担は想像以上に大きくなる．

　そのため健診場面での相談や専門職への相談で，まずわが子が抱えている課題を明らかにし，母の誤解からの過剰な自責の念を軽減させる必要がある．そのうえで，日課の提示や，睡眠のときのブランケットの肌触りを点検したり，部屋の温度や，夕方以降に興奮させないように，甘いものを控えたり，ゲームを止めたり，食事中はテレビをつけないなどの，生活の工夫などを一緒に検討するようにしたい．

　それでも難儀する場合は，さらに両家の祖父母など，他の人の力を借りて養育を行うことで母に一時的にでも休息をとってもらうか，一時的に薬物療法を検討することもある．

　発達障害のある意味宿命的な課題として，関係者，専門家による人為的問題がある．その最初の一歩は，わが子が発達障害圏にあると他者から認定されたということで，養育者が心を揺さぶられ，時には長きにわたり心に傷を負うことがある．これについては，子どもにある障害を受容していく過程としてすでに述べた．

　ある母は，わが子の力を伸ばそうと早期教育を試み，ある母は，医療機関を何件も受診し続けていく．この時期から最初の就学まで，親はわが子の育ちに一喜一憂し，そこに登場する関係者，専門家の言葉や対応にもまた一喜一憂する．ある母は，この時期に言われた言葉による痛みを，わが子が成人しても「決して忘れない」と語る．

　なお，この時期生活リズムを大きく崩すほどではないが，インターネットの動画に強く関心を抱く子どもたちがいる．かつてはテレビの前で何度もビデオやDVDを再生していた子どもたちの様子と重なる．

　DSM-5[3]は，今後の研究のための病態のなかに「インターネットゲーム障害（internet gaming disorder）」を提案した．これは，ゲーム制御の欠如や使えないことによ

る離脱症状など，物質使用障害の諸症状に類似しており，普段の生活が破綻をきたすと考えられている．

　私も器用にスマートフォンやタブレット型のコンピュータを操作して動画などを視聴する子どもたちと出会う．

　就園前後の子どもたちに，制御力の欠如を議論すること自体難しく，提供する側のルール作りが強く求められるのだろう．私は，この時期に映像，ゲームに浸ることは対人関係を形成するチャンスを二次的に奪うことになる可能性を憂慮し，しかし，日々の不安と恐怖に満ちた生活を緩和する手立てにもなる可能性もあることを想像し，さらに，実際はかつてのビデオやDVDのときもそうであったように，多少は親の休息にも一役買っている場合もあるので，一方的に禁止してよいかととまどう．

2. 就園から就学前まで

　この時期の二次的問題は，前述の生活リズム等の問題に加え，集団生活場面でのストレスが大きく関与している印象がある．日々を送る集団生活場面で彼らは，おもちゃの取り合いや叩き合いといった乱暴さや，集団に入れないで教室を飛び出してしまったり，集団になじめずに隅にいたり，時には登園しぶりをみせたりする．これらは，発達障害圏にある，対人コミュニケーションのつまずきや，衝動性，多動性，また不注意さや集中困難からの問題や，その状況からの回避行動と理解することができるが，本人も悩み困っていて，かかわる保育士や親もまたとまどい悩み続けている．

　一般に，障害特性から派生した言動にはできるだけ個別に対応し，生活環境をわかりやすく提示し，安心と安全を提供し，日課やルールを何度も繰り返し提示するなど，時間をかけてかかわることで，子どもたちの成長を認めることができる．

　ストレスから家でのかんしゃくや，腹痛や嘔吐などの身体症状をみせる場合や，一過性のチックや爪かみ，指しゃぶり，時に自傷や抜毛といった著しい行為が生活を営むうえでの問題として出現する場合がある．睡眠もこれまでの寝つきや眠りの質に加え，後述する睡眠に関連した行動上の問題がみられることもある．かんしゃくや口論から反抗的な態度に至れば反抗挑発症（oppositional defiant disorder）と診断される場合もある．養育者や関係者は言うことを聞かない彼らにしばしば情緒を揺らされるが，その多くはADHD的状態を基盤にしていることが少なくないので，「穏やかに，落ち着いて，そばで指示を与える」といった寛容かつ一貫したかかわりが求められる．

　この時期の抜毛症（trichotillomania）はいらいらしたときや，行事練習中の緊張状態のなかで自宅でホッとしているときに，あたかも無意識に行っている場合がある．指摘せず，指を使う遊びなどを一緒に行うことで，気持ちの切替えを図りたい．指しゃぶりや爪かみは，ある程度その子の気分安定剤的役割があると思われ，私は無理に止めようとしないで，これもさりげなく指や手を使う遊びに誘うことで気を紛らわすことを推奨している．ただし，時には出血するほど深く爪かみをして爪周囲炎になることもある．ここまで来ると，そもそものストレス因である環境調整を強く図る

か，行動療法的な対応を検討する必要がある．

　睡眠に関しては，DSM-5[3]の睡眠-覚醒障害群（sleep-wake disorders）のなかの，ノンレム睡眠からの覚醒障害（non-rapid eye movement sleep arousal disorders）と悪夢障害（nightmare disorder）がみられやすい．

　ノンレム睡眠からの覚醒障害には，睡眠中に起きて歩き回るもその間は覚醒していないという睡眠時遊行症型（sleepwalking type；夢遊病とも呼ばれる）と，寝ていて突然恐怖の叫び声を上げて驚愕覚醒する睡眠時驚愕症型（sleep terror type；夜驚症とも呼ばれる）がある．いずれも睡眠時間帯最初の1/3に起こる．持続時間は1～10分程度といわれるが，時に1時間以上認められる場合もある．私の経験では就園から就学前までの相談は，睡眠時驚愕症型がほとんどで，なかには一過性で消退することもある．

　もう一つがDSM-5[3]での悪夢障害である．これは不快で詳細に思い出せる夢が反復するもので，3～6歳のあいだに始まることが多いという．これはレム睡眠時に多くみられることと，夜間睡眠の後半以降にみられやすいことで，ノンレム睡眠からの覚醒障害，特に睡眠時驚愕症型と鑑別できる．ただし，時に夜間てんかん発作で悪夢をみることもあるため，脳波検査等を行うことでの鑑別が必要な場合もある．ここでも彼らが熱中する携帯ゲームやスマートフォン，タブレット型のコンピュータでのインターネットゲームや動画視聴は，まだ，いわゆる「インターネットゲーム障害」と急ぎ命名するまえに，てんかんを誘発する可能性になるかもしれない夜間の暗闇での光刺激に注意する必要がある．

　就学を控えた時期の親の思いには，丁寧にかかわる必要がある．就学先を選定するなかで，抑うつ状態に陥った母や，わが子の就学先をめぐり，夫婦の意見が対立してしまったということもある．そして，そのつど，親はわが子の発達の状況，現時点でのわが子の力に直面し，一喜一憂する．この時期の両親，特に母親の精神的問題を支えることで，二次的問題の一部は軽減する場合もある．

3. 小学校，中学校

　引き続き，この時期の二次的問題は，集団生活場面でのストレスが大きいが，そこには友人関係，教師との関係，学習成果からの自己評価といったものが関与しやすい．

　自閉スペクトラム症の特性のため対人コミュニケーションが苦手で，感覚過敏の強い方は，教室の雰囲気や友人関係が早々のストレスになりやすい．彼らは，他者を避けているわけではなく，接近方法やその距離のもち方に困り果てているのである．そのために，積極的に接近して衝突してしまうか，消極的に距離を広げて孤立するような状況をつくりだす．さらに教師や教室での過ごし方に規則性，一貫性がない場合の精神的困惑は激しく，時には早々に登校しぶりから不登校へ至りやすい．ADHDの傾向がある方は，集団生活では，衝動性，多動性から足並みがそろわず，不注意傾向から単純なミスを繰り返しては周囲にあきれ果てられ，良かれと思っての言動は，大

きなお世話と評価され，自己中心的言動と誤解される．限局性学習症（specific learning disorder）のある方は，努力不足と誤解され，自分に合わない学習方法を（苦しみながら）行い続け，「これだけ努力したのにできないってことは，自分がダメな人間だからだ」と誤った自己理解のもと，やる気と自信を失い，自己評価を下げていく．

対人関係でいじめにあったり，教師の一言に心を痛め，その後，長きにわたる心の傷を抱え続けることになる場合もある．

この時期は不登校に至る前の身体症状として腹痛，頭痛，起床困難を訴えたり，自室にこもったり，特定の家族，主に母に対して反抗的，暴力的になることもある．

親が心配する一つに，夜尿症（nocturnal enuresis）がある．発達障害のある子の一部で小学生高学年まで認められ，修学旅行でも夜尿を心配されることがある．

DSM-5では遺尿症（enuresis）として，これは日中の尿漏れも含まれるが，夜間のみの場合は，単一症候性遺尿症と呼ばれる．発達障害がない子どもでも夜間の遺尿を認めることがあるが，発達障害圏の子どもを診ていると，時に夜間の遺尿についての相談を受けることがある．診察室で，日中の遺尿の有無を尋ね，夜尿か日中の尿漏れかを検討する．乳幼児期では自閉スペクトラム症をもつ方でトイレに行くことに強い不安があると，自宅でのトイレ以外が使えないなどで尿漏れする場合もあり，ADHDのある方では，遊びに過集中，熱中したために尿意がスルーされ漏れてしまうことがある．

膀胱中心の基礎疾患の鑑別を小児泌尿器科で診てもらうこともあるが，一般に遺尿症は5歳からの程度で判断し，治療対象も就学後からの検討となる．夜尿症は年齢が上がるに従い，自然に解消されていくことが少なくない．ただし，子どもが自信を失ったり，友人宅への外泊が制限されたりといった不都合や，家族が毎日の対応に疲弊して，親子関係に亀裂が生じるようなときは，治療的かかわりを急いだほうがよいかもしれない．当面は，夕方以降の水分摂取を調整したりするが，一般に，夜尿症は「起こさず，怒らず，焦らず」が三原則といわれるように，家族に余裕をもっていただくように対応する．それでも回数が頻回であれば，私は4年生前後には一度泌尿器科に診てもらうようにしている．5年生で宿泊研修，6年生で修学旅行があるので，その前に見通しをもちたい．なお，夜尿症に関しては日本夜尿症学会がガイドライン[4]を出しているので参照できる．

身体の訴えに関しては，DSM-5で身体症状症（somatic symptom）と診断される場合もあるだろうし，うつ病（depressive disorder），不安症群（anxiety disorders）とも関連している場合や，重篤気分調節症（disruptive mood dysregulation disorder）を疑う場合もあるだろう．ただ，私は，基盤に生活障害としての発達障害があっての情緒と行動上の問題として，心理的因果関係として十分に理解可能な場合が少なくないと考える．正直に言えば，私はその多くを二次的な心因性の問題としてとらえていることが少なくない．

この時期は，本来の障害を抱えながらの学校・家庭生活の環境調整に力を入れることで，問題が整理されることが少なくない．つまり，登校しないということでストレ

スに曝されない状況下に自らをおくことで，あるいは環境調整により学校側に理解者が増えていくことで，安定することがある．

不登校に関すると，小学校，中学校の時期は，子どもが希望しても留年できない．学習の積み重ねが，結果的に行えなくとも，みな時期が来たら進級し，進学し，卒業していく．学年が上るに従い登校刺激は次第に緩和されていく．担任の教師もその学年の時一度も会えずじまいだったこともある．

一方，友人関係，教師との関係，学習成果を気にしているのは，当事者だけではない．親もまた，わが子と一心同体のように向き合う．自宅に招いた友人との関係性を親は観察しながら安堵したり心を痛めたり，担任教師や管理職の一言一言に，感情が揺さぶられ，目にするテストの結果に一喜一憂する．わが子の学びの場を通常学級にするか，支援学級にするか，通級の学びの教室や個別塾，児童デイサービスの学習サポートなど，何をどう活用することがわが子の将来に対して益ある判断なのか，毎年毎年進級を前に親は思い悩む．

その場面場面に登場するわが子の心からのSOSを前に，親もまた心を痛める．不眠症や，不安症状，ときに対人緊張などを訴え，親が自らの悩みを整理するために受診する場合もある．特にわが子の学校生活を通して，親自らの学校生活が想起され，それまで記憶の奥にしまい込んでいた嫌な体験やつらい経験がフラッシュバックし，改めて自分の親との確執が強く生じてしまった親もいる．

親を支えることで子どもが安定することは少なくない．周囲が安定していくようなかかわりを実践することで，子どもの二次的問題を軽減することが可能となる場合もある．

この時期にみられる携帯ゲームやスマートフォン，タブレット型のコンピュータでのインターネットゲームや動画視聴への過剰な依存は，なによりも彼らの現実における孤立感や孤独感の現れであり，さらにその世界を己のものにしたいという一体感やこだわりとしての行為と思われる．私はここでも，いわゆる「インターネットゲーム障害」と命名するまえに，彼らの現実に向き合う他者として面接を繰り返していく．そして時にその世界に一緒に入り込むことで，彼らとの二者関係を築くことを試みることもある．

4. 思春期

中学後半から高校にかけて，疾風怒濤の思春期に入る．この時期は，これまでの育ちを振り返り，これからに向けて足を踏み出すときである．

うまくいかないことが生来の特性から当たり前のことだったのだとは自覚できず，不安，恐怖感に圧倒され，時にたしなめられ，叱責された乳幼児期．知らずに高めることができないでいた自己評価を抱え，初めての集団参加となる幼稚園・保育園時代に，複数の他者からの評価にとまどい続けた．評価に「学習＝優劣比較」が追加されるようになった小学校から中学時代，さまざまな生きづらさと直面し，彼らは思春期を迎えた．

齊藤[5]は，思春期のこの時期は「発達障害の子どもが二次障害を発現しやすい年代」と述べた．私は，二次障害の出現は，一歩前進しての応援するチャンスと思っている．そもそも彼らが表出するさまざまな言動には，これまでの心の痛みと，これからをより健全に生きたいという強い思いが隠れているはずである．

　小学時代から友人がおらず，孤立していた彼女は，小学5年生からいじめにあい，中学になってクラスメートから「死ね」と言われた．次第に多くのクラスメートからののしられるようになり，身体症状（食欲不振，睡眠障害）が目立ち，欠席するようになった．
　自宅ではいらいらして家族に当たり散らすこともある．特別支援学校高等部か高等養護学校を検討したが，本人が強く拒否するため，通信制の高校に入学した．
　その後も友人に利用される，からかわれるということから，次第に人の目が気になる，一人でいても誰かの声が聞こえるということでクリニックを受診した．

　一時的に薬物療法と休学，保護で対応する必要があった彼女の診断は，軽度の知的能力障害（intellectual disability）と統合失調症様障害（schizophreniform disorder）であった．

　小学時代に多動が目立つことで児童精神科を受診し，ADHDの診断を受ける．中学後半からの物忘れ，集中困難は著しく，次第に学習不振を呈し，やる気も失うようになった．高等学校に進むが，次第に登校しにくくなり，高校2年生の時に，ひきこもり，「すべての事柄が気になる．物の位置を確認する．自分がさわっていないのに，さわって移動させたのでないかと思うと落ち着かない．何度も確認して疲れてしまう」ということで家族に連れられ受診した．
　ADHDと強迫症（obsessive-compulsive disorder）との診断にはなるのだろうが，一貫して通院と治療を拒否したため，私はかかわることを断念した．その後，家族からの経過報告を聞くだけとなった．結局彼は高校を休学し，アルバイトを始めた．そこの店主が彼の真面目さと熱心さ，そして何よりも接客対応の良さを評価してくれた．彼はそこで自信を取り戻し，高校を退学して就労した．

　思春期の課題の一つに，受診継続の難しさがあるように思われる．思春期まっただなかで，彼らは安易に自分を開示しないし，他者，特に大人に頼ろうとはしない．それ以上に大人たちに過剰に予防線を張る．大人からの支配から逃れようと必死なのだ．私が彼らに認められない限り，治療継続は難しい．

　高校1年に進学後，早々に担任と母親に連れられて受診した男子．問題は「授業中まったく学習準備をしないで寝てばかり」ということであった．
　本人と家族からの話では，初期発達に遅れはなかったが，幼少時からひどく多動でデパートなどではよく迷子になり，生傷も絶えなかったという．小学校入学後も教室

から飛び出していたという．授業中も注意・集中を欠き，先生の話は聞けず，忘れ物が多かった．中学進学後は，担任に「騒ぐようなら寝ているように」と言われ，それから彼はずっと授業中寝ていたという．

　結局，高校は退学し，何度か職に就くも仕事に厭きたり，能力的についていけずクビになったりした．

　診断的にはADHDであったが，よく聴くと素行症（conduct disorder）ともいえる状態も重なっていた．
　私は，「騒ぐようなら寝ているように」という指示とそれに従った彼が分岐点であったように思われる．
　彼はその後も外来で，「楽してお金儲けしたい」と語り，深刻味に欠けた言動のなかにも「むなしいっすね」といった生活の達成感のなさや自己評価の問題を吐露していた．

　16歳の男子．6年間の不登校，ひきこもりと家庭内暴力で母親が外来に相談に来た．母親によると，これまで発達状況に大きな問題はなかったというが，小学校の通知票は1年生時から成績は下位で，学校生活がなかなかうまくいかない様子がうかがえた．結局，彼は小学5年生から不登校に至り，その後の中学3年間も一度も登校せず，自宅にひきこもった．同級生が高校に進学した頃に，自室のタンスや扉を壊したり，木刀をふり回すようになり，何度かの外来通院ののち，入院した．
　入院後は，一時，他の患者が「ボクを嫌っている，何か企んでいる」と被害的になり興奮することもあったが，次第に病棟生活になれて落ち着き，就労支援でB型作業所に通うことで退院した．入院中の心理検査ではウェクスラー成人用知能検査改訂版（Wechsler Adult Intelligence Scale-revised：WAIS-R）で，言語IQ（VIQ）65，動作性IQ（PIQ）45，全検査IQ（FIQ）47で下位項目でのばらつきは目立たず，中等度の知的能力障害と思われた．

　その後，彼は作業所で仕事を熱心に続け，グループホームでの生活へと足を進めた．私は彼が入院した初日の夜に，患者さんの名前が覚えられない，どうしたらよいですかと，せっぱつまった表情で質問されたことが忘れられない．そのときのおどおどした表情は，彼が小学校時代から集団生活でつまずきやすかった姿を彷彿させた．

　16歳，高校2年生の彼は，小説を脇に抱え，憔悴した表情で私の前にいた．
　ずっと高校生活を頑張っていた彼は，あるとき学習を放り出し，夏休みに姉のいるところへ家出をした．驚いた姉からの連絡で母が彼を連れ戻し，外来に来た．彼は長旅の疲れと，SF小説に書かれた世紀末的世界の消滅に怯え「先生，日本がなくなってしまう」と話した．まずゆっくりと休むことが先決と入院休養を勧めたところ安堵し同意した．入院後，早口で多弁，一方的なところが目立ったかと思うと，急に死にたくなったとか，やっぱりやめたと落ち着かない．

家族に再度発達の様子を尋ねると，3歳の時から車のデザインに凝って模写していたという．記憶力がよく，気に入った小説の一節はよく覚えているという．私が驚いたのは彼の学習ノートで，小学校・中学校時代のノートには，テキストの問題を正確に写し解答していた．その余白には元素記号表がびっしりと書き込まれていた．これだけの自習にだんだん寝ずに取り組まねばならず，高校に入ってからは，睡眠時間が平均3時間程度だったという．知的には優れているが，独特のこだわりと対人コミュニケーションの苦手さなどから，自閉スペクトラム症が強く疑われた．日々の生活を構造的な日課として送ることで気分の変動や妄想言動はすっかり影を潜めた．ただ，油断すると，日々自分に負荷をかけた生活を送るため，日々の生活相談は欠かせなかった．

　思春期という大きな変化の時，発達障害圏にある方々は，さらに精神的に追いつめられ，これまでの睡眠障害や習癖の問題や，環境全体の揺れからの保護的環境の再構築というレベルをはるかに超える事態になることが少なくない．私の経験では，明らかな統合失調症が併存した経験よりも，一過性の精神病状態，短期精神病性障害レベルで収束することが多い．ただし，双極性障害（bipolar disorder）や抑うつ障害群（depressive disorders）は併存する場合が少なくない．双極性障害は，両相の持続が短く頻繁な交替というラピッドタイプが多い印象で，抑うつ障害群では，いわゆる神経症性うつ病あるいは，今なら新型うつ病と呼ばれるようなタイプが多い印象がある．
　思春期以降の睡眠の問題では，いわゆる昼夜逆転などが多く，DSM-5[3]に定義された概日リズム睡眠-覚醒障害群（circadian rhythm sleep-wake disorders），特に睡眠開始が遅れ，結果，覚醒時間も遅れる睡眠相後退型（delayed sleep phase type）や，睡眠-覚醒周期が24時間で同期しないので，毎日入眠，覚醒時間がずれていく非24時間睡眠-覚醒型（non-24-hour sleep-wake type）が多い印象がある．ただし，これは，生活リズムが後天的かつ意図的に乱されたことで一時的にみられたものであることもある．最近では，深夜にかけてのオンラインゲームやテレビゲーム，携帯ゲームなどの使用から，二次的に睡眠パターンが乱れている可能性も否定できない場合も少なくない．
　彼らが熱中する携帯ゲームやスマートフォン，タブレット型のコンピュータでのインターネットゲームや動画視聴は，それまでの孤立感や孤独感に加え，普段から現実社会で表出する健康的な攻撃性の代替でもある．
　いわゆる「インターネットゲーム障害」と命名するまえに，彼らの現実における無力感に注目すべきであろう．この仮想現実での攻撃性は，一次的な昇華でしかないため，ここからの脱却が難しいと思われる．私は，ただ面接を通しての現実の二者関係作りに心を砕き，仮想現実を強く否定はしないが，現実の関係作りのなかにも意義があることを伝えたいと思っている．

5. 青年・成人

　この時期は，そもそも，その中心の発達障害圏の課題が，生活のなかで経験し続けた痛みやつらさによりコーティングされている．そのため，本来の発達障害の特性が，典型的には聴き取れない場合が少なくない．あまりの生活苦から，面接場面での関係性が築きにくい．遷延し継続しつづける思春期心性，あるいは生きるうえでの後悔と恨みや厭世観といったコーティングにより，相互交流が難しく，攻撃性が噴出したり，信頼関係へは強い絶望が訴えられ続ける場合が少なくない．典型的な被虐待体験ではないが，これまでの人生の痛みやつまずきの大きさに私は愕然とする．
　ここでは，すでに別の精神障害の診断がついている場合もあり，改めて，発達障害圏の診断の可能性と，これまでの診断が二次的な障害あるいは併存症なのか，実は発達障害圏と診断することで，全体把握が可能なのかを吟味する必要がある．

　ADHDを自ら疑いアスペルガー症候群と診断された30歳代の男性は，大学卒業後，大企業に就職した．それまでの学歴から，顧客の苦情に法的処理的にかかわるという役職を得た．対人交渉が苦手な彼にとっては，最も難問で，軽いうつ状態で受診した．自らインターネットなどでADHDを強く疑っていたが，心理検査や家族からの情報により私は自閉スペクトラム症と診断し，苦情処理から研究職へと職場環境を変更してもらうことで安定した．どうしても時間管理が難しいというので，日常の自己管理をパソコンで徹底管理するという構造的対応を課したことで現在まで事なきを得ている．

　あるいは自ら別の障害を疑い受診される場合もある．

　「自分はパーソナリティ障害ではないか」と心配し，今後のことを相談したいと来院された40歳代の男性．会社に勤めて20年近くとなり，いっさいの昇進を断り続けてきた．あまりにも仕事に欲がない，上昇志向がないということで，家族からの勧めもあった．
　諸検査から自閉スペクトラム症が強く疑われ，家族にそのことを説明した．彼がいちばんほっとしたのは，診断がついたことで，これからも昇進を断り続けることができるという点にあった．

　診断に苦慮することもある．

　30歳代の女性．ずっと仕事上のミスがあり，何度も上司に叱責され，そのつど明日は辞表を出そうと心に誓いながら，辞めきれずにいた．最近になって起床してから仕事に行くのがおっくうとなり，ひょっとしてうつ病ではないかと思い，精神科を受診した．

しばらくうつ病の治療を受けながらも，仕事上のミスがあるたびに，気落ちする．本屋で立ち読みしてADHDの存在に気づき，私のクリニックを受診された．たしかに，小児期の様子を聴くと，忘れ物が多くて小・中学校時代は叱られた経験しかないという．
　仕事から帰っても，気がつくと3時間ほどぼんやりしてしまい，持ち帰った課題には手が付けられないでいた．「学生時代から，苦手なものは先送りしていました」と語る．家族にも来てもらい話を聴くと，確かにADHDの可能性は否定できない．その一方で高校時代にいじめられ，孤立した経験がある．いまでも時々思いだしては，行動が静止してしまうという．夜寝ようとすると，動悸もあり，これまでそれを相談することすらなかったという．

　この方は，すでに別の医療機関でうつ病と診断され治療されていた．私は，当初ADHDを想定した生活環境の調整を試みた．しかし，かかわり続けているなかで，この方は普段から，それもかなり若い時期から「できれば早く消えてしまいたい」と思い続けているという気持ちを持ち続けていることがわかった．そのうえで仕事へのオーバーワークさといった熱心さとは，常に他者に認めてもらいたいという強い思いからのもので，対人関係面における極端な自己卑下は，失敗の連続からの自信のなさによるものではないかと考えるようになった．私は改めて，この方が後天的に抱えてきた心の痛みに思いを馳せようとしている．
　なお，これまで述べてきた携帯ゲームやスマートフォン，タブレット型のコンピュータでのインターネットゲームや動画視聴への過剰な依存について，この時期は生活の破綻を前提にしても止められず，ゲーム制御の欠如や使えないことによる離脱症状など，物質使用障害の諸症状に類似していると思われる．ここにきて私は，いわゆる「インターネットゲーム障害」と命名し，非物質関連障害としての治療構造を検討する必要を痛感する．

　私はできるだけ一元論的に状況を検討するようにしている．相手の状況にどれほどの共感を抱くことができて，その状況から生じる心の動きが，どの程度私のなかで，一貫して理解可能かどうかを大切にしている．それでも，心因，状況因からの変化，症状の重なりにとどまらず，発達障害圏の診断だけで状態をほぼ説明可能かどうか，あるいは，別の精神障害が組み合わさっていないかと慎重に吟味する行為は，絶えず行う必要があるだろう．
　第3章の鑑別と本章の二次的問題は，微妙に重なりあう．思考過程において，実際の面接では，これを別々に検討することはなく，同時並行で行っているからである．

第5章

きょうだいを考える
―映画『シンプル・シモン』から―

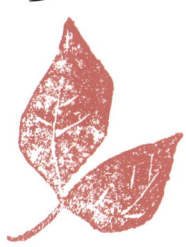

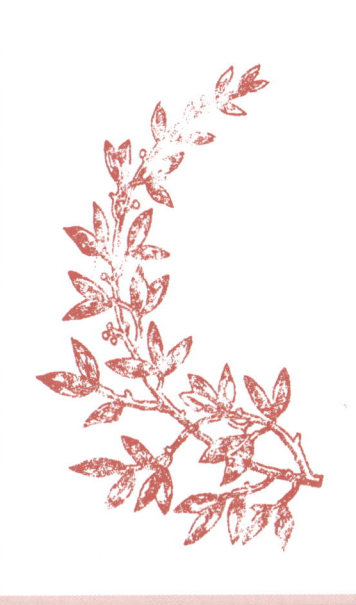

1. 発達障害をもつ方のきょうだいのさまざまなありよう

　私は一人っ子で育ったため，きょうだいの感覚が実感としてない．そのせいもあってか，診察室で出会う多くのきょうだいのありようが，一つとして同じ様相を呈していないことに新鮮に感動する．

　ある弟は，兄に明らかに自分よりも劣る面があることを3歳にして察知して，兄を下にみた言動をする．しかし，ある一線を越えると力に勝る兄により，弟は涙を流す．それを見て介入する親も「ほら，お兄ちゃんだって怒るんだよ」と兄寄りな言動を示す場合もあれば，「もう，お兄ちゃんもこの子（弟）が遊びたいって言っているのだから遊んでやってよ」と兄に苦言を呈する場合もある．「もういつもこの調子で」と，直接介入することをしないで静観する親もいる．

　泣かされた弟も，果敢に仕返しにいく場合もあれば，上手に母に近づき甘える子もいる．兄の行動をチクリに来て，溜飲を下げる子もいる．

　幼稚園年中の弟に障害があることがわかるのか，かいがいしく面倒をみている小学2年生の姉が，診察室で時々ふっと疲れた表情をみせた．「たいへんだね，ご苦労さん」と声をかけると，びっくりした表情でかぶりを振る．

　診察室できょうだい喧嘩を始める場合もある．日頃から，衝突し続けている場合もあれば，日頃は親によって一方的に，障害がないと思われている側が我慢を強いられ，相手に刺激を与えないよう注意を受けてしまっているので，ひょっとすると診察室なら擁護してくれるのではないかと，淡い期待のなかで衝突したのであろうと思われる場合もある．

　発達障害圏の支援は，すべてのかかわる者への支援でもある．当然，私はきょうだいの様子をみて，あっちこっちを応援する．もちろん，その要である母とその母を後方で支える父も応援する．

2. きょうだいの思い，親の思い

　発達障害があると思われる方をきょうだいにもつ方は，自分の思いをできるだけ優先しようとしたり，できるだけ自分の意見を秘めようとする場合があるように思う．ある子は，そのきょうだいとの一緒の小学校を拒否した．ある子は，親の配慮などから別の小学校に行くことになったことを心から残念がった．「弟の面倒をみたかったようです」と母も苦笑する．

　人は一つの想いだけで生きるわけではないのだろう．面倒をみたいという思いの裏には必ず，みたくないという思いもある．みたくないという思いが強ければ自責的になり，面倒をみよう，みなくては，といった思いを優先してしまうのかもしれない．別々の学校にしてと願った子も，その後の人生の節目節目で，一人複雑な思いに苛まれるかもしれない．

　親も，きょうだいまでも巻き込んでしまうことはよしと思わず，障害のある子を親

は抱える場合もある．きょうだいには親亡き後も，面倒を負わせたくないと強く願っている場合もあれば，親亡き後は兄に託そうと心密かに思っている場合もあるだろう．

障害のある子と同じような言動をみせはじめた妹，弟を前に，これはまねなのか，同じ障害なのかと，心痛める親もいる．障害のある子を育てているなかで，もうこれ以上きょうだいは必要ないと出産を断念した親もいる．

障害のある2歳児の子育てを全力で行っている母に，「遺伝，絶対否定はできないですよね」と詰問されたことがある．私はどう答えるべきか，瞬間沈黙してしまった．その後の通り一遍の情報以上に，私の沈黙は，そうそう簡単には説明できるようなものではないんですよね，と思わせるに十分だった．

別の母は，3人の子ども全員がそれぞれ発達障害の診断がついているなか全力で子育てをし，「最近，もう一人いてもいいかな．もう一人育ててもいいかなって，性懲りもなく思うんです．別に次の子には障害がないということを期待しているわけではなくて，ただ子どもって楽しいなって．いちばん下の子の手が離れそうになったので」とカラカラと笑いながら語った．

一般に，発達障害があるきょうだいをもつ方は，そのきょうだいに対する思いと，親に対する思いとを抱え，また，自分自身が周囲からどう思われているかということにかなり敏感に反応しているようである．親に対しては，できるだけ迷惑をかけない，良い子と思ってもらうようにふるまうという面と，どうしてきょうだいの面倒をみたり，不当に我慢したりさせられるんだという不満があり，どこかできょうだいより親から愛されていないのではないかと不安がり，ならば親の役に立とうとより頑張ろうとしたりする．その一方で，ひょっとして僕がいないほうが，きょうだいも親も幸せなのではないかと自己存在を薄めてしまうような思いを抱くこともある．そして常にどこか寂しさを抱いている．通常の「きょうだいの順番」というよりもゼロか百かというレベルできょうだいが百，僕は，私はゼロという寂しさのようである．

すると，当然，親と精神的に決別する思春期を迎えたときに，相当の覚悟をもって決別するか，まだきょうだいを支える役割を果たすことで，寂しさと不公平感を払拭できる日が来ることを願うか，最後の反乱ということで，自分を受け入れさせるような強硬手段（それは親にとっては挑戦的な態度にみえるが）に打って出ることもあるだろう．発達障害圏のきょうだいをもつ子の思春期は，こうした決別か，対決か，迎合かをみせているように思われる．

私は，時に，そうした状況下で悩むきょうだいと診察室で向き合うことがある．彼らの心の奥底にある，自分で選んだわけではない不条理感と，それでも親は自分以上に苦しんでいるはずという物わかりの良さのあいだで彼らは呻吟している．彼らのその揺れる心に頭が下がる．そこには，彼らが獲得した忍耐力と寛容さもある．そして，成長とともに，社会への感謝の念を抱くというような思いを感じることもある．

ある方は「きょうだいだから，親じゃないですから，今でも，兄はずるいなぁとか，親はひどいなぁ，といった思いは消えないですね．でも，僕が兄を悪く言うのは許せるけど，他人に言われると腹が立って，よく仕返しに行ってました」と語り，

「兄を支える勇気というか，気持ちは正直難しくて，で，その分，こうして福祉の仕事をして恩返しみたいなことをしているんです」と語った．その彼は重度心身障害者の施設で介護職として働いている．

きょうだいの立場にいる幼少児や，学齢児，さらに青年と出会うと，きょうだいを意識しながら，なんとか自己主張しようとする姿を目の当たりにする．同時にどこか対等には戦えないというむなしさを感じているようにも思われる．

親も当初，障害のあるわが子とのかかわりにとまどいながら，徐々にわが子の心の動きに同調していくように思われるが，きょうだいもまた，きょうだいの心の動きに親とは異なる同調をしているように思われる．思春期に垣間見えた決別か，対決か，迎合か，それもまた，彼らきょうだいにしかわからない同調の仕方なのであろう．そうした「慣れ」のなかで，彼らはきょうだいでい続けるのではないだろうかと，一人っ子で育った私は空想する．

3. 映画『シンプル・シモン』にみるきょうだい関係

きょうだいの関係，家族の関係などを考えるとき，観ている方は少ないと思うが，私は，2010年のスウェーデン映画，邦題『シンプル・シモン』[1)]を思い浮かべる．

主人公のシモンには，アスペルガー症候群という診断がついている．自分でも人とかかわることが苦手と実感し，外出するときは，「僕はアスペルガー症候群です．僕に触らないで」という缶バッチを着け，絶対に遅刻しないで作業所に行き，好きな宇宙の本などを読む．自宅では大好きな映画『2001年宇宙の旅』を何度も繰り返し鑑賞する．部屋には1分刻みで作られた1週間の細かいスケジュールボードがあり，食事はすべて丸く作られたものしか食べないという徹底ぶり．人の気持ちは，喜怒哀楽の表情マークと頭のなかで検証して把握する．

そのシモンの面倒をずっとみてきた兄が家を出て恋人と一緒に暮らすことになったとき，シモンは自分だけのロケット（シモンが入れるくらいの大きなドラム缶）にこもってしまった．結局，兄は「ロケットに乗って宇宙をさまよっている」シモンと交信し，兄の元に帰還させる．こうして始まった兄と恋人とシモンとの生活は，早々に破綻をきたし，恋人は兄のもとを離れる．この兄の一大事にシモンは，兄にぴったりの，それでいて，シモンとの共同生活でも破綻をきたさない兄のための「完璧な」恋人を探しはじめる．

そこで出会った恋人候補は，シモンに触れ，時間に厳格なシモンの日常を普通に壊しはじめる．そんな変化のなか，シモンは，決して観たいと思わなかったロマンチックな映画を兄のために観てデートの作戦を練り，できるだけ感情に巻き込まれないように仲間とも距離をおいていたのに，仲間たちと一緒に懸命に素敵なデートを演出しようと苦心する．

実は，シモンはこれまで，他者の感情に巻き込まれそうになると，自分だけロケットにこもり回避し続けた．原題の"I rymden finns inga känslor"とは，「宇宙には何の感情もない」というような意味であろう．そうシモンは感情をもたないように生

きてきた．でも，社会で生きるためには，相手の気持ちを汲み，作戦を練り，他者の力を借りることも必要となる．シモンが，触れて欲しいのに怖くて触れないで，と言っていたのは，身体ではなく心だった．そのシモンが兄を思い，恋人候補と会うなかで，己自身が変化成長を遂げていく．

　この映画は，そういったシモンの成長の物語として観ることもできるが，そのデートのシーンで，兄が普段はシモンに対して，「人の気持ちは複雑なんだ！」と言っていたのに，シモンに関しては，「シンプルにとらえ」あるいは，「決めつけて」いたことに気づくシーンがある．彼女は，シモンも当たり前に，複雑な気持ちの持ち主で，兄に対して一生懸命であることを説く．兄は，そんなシモンを，常に近くにいすぎて慣れてしまい，型にはめたようにシモンに接していたことに気づく．「自分は，シモンに慣れすぎてしまったのかな」という言葉に，私はきょうだいの思いをみる．

　この「慣れすぎ」という視点は，重要であろう．私も相手に慣れすぎると，先手を打ちたくなる．転ぶような痛手を負って欲しくないから，転ばぬ先の杖を準備したくなる．親もまた同様に，転ばぬ先の杖を何千本も準備する．『シンプル・シモン』を観て，そうかきょうだいも慣れのなかでずっと準備し続けるんだと思った．

　でも，私は診察室で，家族に伝える．杖を捨てましょう．転んでも，また立ち上がれば良いだけですから，と．

　親たちは，立ち上がれなかったときを心配し，不安に思う．シモンを額面以下に評価していると彼女が指摘したとき，兄は「自分は，シモンに慣れすぎてしまったのかな」と語ったのだ．きょうだいが型にはめて相手を理解したような気になることがないように，当事者の成長と可能性を，きょうだいにも伝える必要がある場合があるのかもしれない．大きなお世話かもしれないが．

　そしてそれ以上に，きょうだいも，また「きょうだい」といった役割で語られる立場から，個人としての登場と個人としての成長と可能性を自分のなかで咀嚼できるとよいのかもしれない．診察室でできる場合もあれば，先述した介護職の青年のように，職場のなかで，熟成していく場合もあるのだろう．

第6章

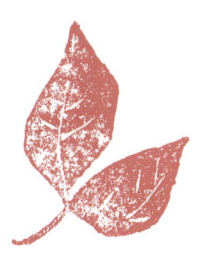

精神療法的視点における抄察

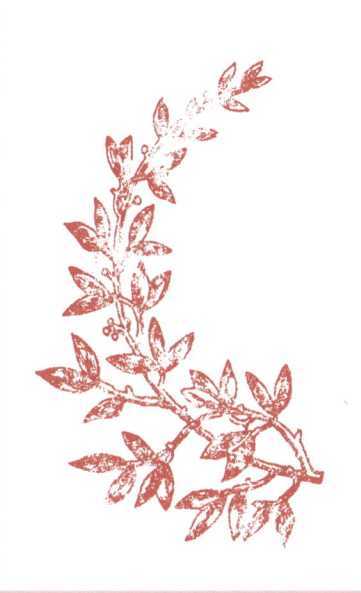

1. 精神療法的視点とは

小林[1]は,「精神療法とは〈患者－治療者〉関係を通して,患者の内面の苦悩を和らげる臨床行為である」と提示し,「治療者自身が患者とどう向き合い,どう関与するか,その『関係』自体も大きな影響力をもつ,というよりもそれが最も大きいのではないかとさえ思われる」と述べている.

改めて,臨床とは自分の経験・実感をもとにしてしか語れない,とつくづく思う.ここまで述べてきたのは,発達障害のある子どもと家族に対する私の支援スタイルである.私は終始,そこには私の精神療法的視点があると思っている.私が行う日々の臨床は,これまでの経験を右手に,泥縄的にほぼ独学でたぐり寄せた技法を左手に持ちながら,まさに,彼らに向き合い,かかわり続けるなかで,強化,あるいは消退していったものである.

精神療法の視点を私が定義するとすれば,「今の時点での最善の診立てをもとに,生きづらさを抱えている方と家族に対し,可能な範囲で現実適応が図れる生活手段を一緒に検討して,提案あるいは指示する」ことであり,そのために「治療者は,生きづらさを抱えている方の自己治癒力を大切にし,家族がもつ生活力を最大限に尊重し活用し続けることに努力する」ことであるといえよう.

共に出会い,心の一部を垣間見せ合い,次の出会いまでに心揺らす.私にとっての精神療法は,環境を整え,生活のしやすさを再構築することにある.そのためには,診察室あるいは,クリニック全体におもてなしの空間が形作られないといけない.土居[2]は「精神療法というのはまずは患者がそこで息をつけるような場所を提供する」ことと指摘した.至言である.

訪れる方に見え隠れする無力感は,積み重ねてきた徒労感と敗北感でもある.時に治療者の態度は,幻想的期待を抱かせることにもなる.それにより,訪れる方は無力感から依存的姿勢を生み出してしまいやすく,本来,求めるべき個々の主体的自由の回復を遅らせることにもなりかねない.Kanner[3]は,「症状の除去は必ずしも治療の成功を指すものではない」と述べ,「子どもの治療は,緊張や不安や歪められた自己概念によって引き起こされた不快や,快適かつ円滑に機能することを妨げているすべての内的外的な力を緩和して寛ぐように仕向け」ることにあると説いた.内的外的な力が緩和し寛げる状況づくりに,私とクリニックのスタッフは心を込める.

治療者は,尊大であってはならないが,ただ謙虚なだけでも十分ではなく,共同作業を営むうえで,一歩引いて（＝見守り）「相手をひきうける覚悟と,責任をもつことの重さ」を,心に留め置く必要がある.そのうえで,いかに生きるかという視点から,自らがより良く生きる方向を手に入れるという主体的意思を尊重し育みたい.

2. 発達障害への精神療法と精神療法的視点

私が行う発達障害のある方々への精神療法には,一定の型はない.そもそも誰が,

生活に困窮しているかという視点で考えても，実は子ども以上に親が途方にくれている場合もあるだろう．親といっても両親でその途方のくれ方に温度差があるかもしれない．場合によっては，かかわる保育士，教師が途方にくれているかもしれない．人知れずきょうだいが心痛めているかもしれない．成長し大人になってもその方自身は生きる悩みをもち続け呻吟している．慢性的な厭世観のなか，消極的な希死念慮を抱き続けている場合もある．ぶつけようもない思いを抱え，心の蓋が開かぬように，じっとひきこもっているかもしれない．年老いた家族は見えぬ将来に心を痛めているかもしれないし，配偶者もまた，幼い子どもを抱え，とまどっているかもしれない．私たちの臨床は，まっさきに元気づけるべき人と向き合うことから始まる．それでも決して忘れてはいけないのは，最も困っているのは，発達障害とともに生きてきた方であるという事実である．

発達障害への精神療法的視点は，障害の克服や消退でなく，当人や家族，あるいは関係者が日々を「丁寧に生きる」ことにある．そこに生まれる安堵と明日への期待を，私は大切にしたい．優れた治療は日常の接遇の思いにあると考える．Kanner[3]は，「精神科医はすべてを鳥瞰して患児の福祉を図る中核的存在であらねばならない」と述べた．私は，当事者の日常を囲み支えるすべての方々を鳥の目で眺め，一つひとつを蟻の目で点検し，その流れの行き先を想像する魚の目という3つの目で対応したい．これは道半ばにいる私への課題でもある．

精神療法的過程とは成長過程であるべきである．されば向き合う治療者は，個々に対し「いかに生きるか」を応援することにある．どう生きたいか，という思いは人それぞれである．私が決めるようなことではない．自己決定を尊重しながら，日々を「丁寧に生きる」よう応援し続けたい．

佐藤[4]によれば，Schönは，患者が苦闘している泥沼を山の頂から見下ろす特権的な存在にとどまる古い専門家と，その泥沼を引き受けて患者とともに格闘する新しい専門家に二分し，前者を技術的合理性に基づく技術的熟達者とし，後者を行為のなかの省察に基づく省察的実践家と提示した．医学は，技術的合理性に基づく技術的熟達者の能力により進歩発展していく．しかし，日常の応援は，泥沼を引き受けて患者とともに格闘するような臨床の繰り返しである．

発達障害臨床には，「悩んでいる人たちといかにつきあいかかわるか」[2]のために，「日々，一人ひとりのクライエントを前にして，治療者がそれまで生きてきた人生のなかで，自身のなかに蓄積されたものを総動員」[5]し，「決して治療技法が浮き上がることなく」[6]探求しつづける省察的実践家が求められる．

発達障害臨床，いや精神科臨床は，こうしたかかわりを繰り返し続けるものである．本人を支え，周囲の方々を励まし勇気づけていく．それが困難な場合であってもねぎらい，敬意だけでも払い続けたい．そこに私は幻想ではなく希望をもつ．飽きることなく，さじを投げることなく，日常生活を豊かにする方略を模索し続ける．精神科臨床とは，地味なソーシャルワークを続けることでしかない．気負うことなく，奢ることなく，恥じることなく，未見の明日を恐れることなく，今をいかに生きるかを共に考え，時に支え，元気づけようとする生活の相談者であればよい．

第7章

薬物療法について

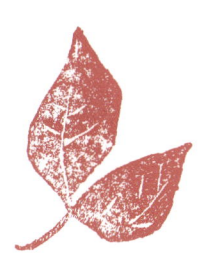

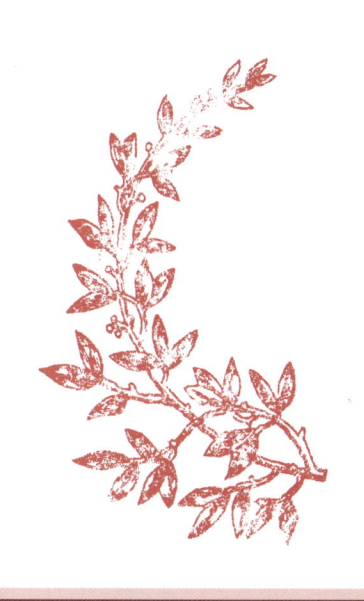

私のクリニックは，一応年齢制限はなく，発達障害に特化しているわけではないが，受診される方の8割以上が発達障害の診断がつき，6割以上が20歳未満である．20歳未満で精神科薬物療法を行っているのは1割前後で，単剤で対応しているのは7割以上である．かなり偏ったクリニックであろうと思う．

　私にとって，発達障害を中心とした方々へのかかわりで最優先されるものは，本人の診立て（診断）に加え，本人，家族，周囲の関係者と円滑な治療関係を結ぶこと，そして心理・社会的な調整を図ることである．そのなかでも，円滑な治療関係を結ぶことは容易ではないと思っている．

　私に求められているのは，彼らの生活の安定である．医療的支援が求められるほどの生活の困難さに気持ちを添わせ，これまでの努力に敬意を表し，まずねぎらう．同時に私は，診立てに基づき生活環境の調整を一緒に考え悩み，対処方法を提案する．初めから妙案が浮かぶわけでもなく，調整困難な日々を共に歩みながら，治療関係，いや人間関係を構築していく．そのため，生活場面と心情の聴き取りに十分な時間をかける．

1. 精神科薬物療法を考えるとき

　第2章以降で述べてきた面接，診立ての流れの過程で，私が精神科薬物療法を追加しようと思うときは，おそらくこの状況を変えるにあたり，薬物の効果がある程度期待できると思われ，そのことで，日々の生活の困難さがしつけや日々のかかわりからだけの悪しき結果ではない，ということを立証することができる，といったことが想定できるときである．

　薬物療法は，現状を良い方向に進ませる可能性を秘めた選択肢の一つではあるが，決して万能な力をもっているわけではない．そのため，相手との関係性がある程度樹立していないと開始しようとは思えない．

　さらに，症状と呼ばれ，コントロールすることが求められる状況も，何かしらの必要性，必然性をもち，「より良い方向に自らを向ける」内的働きをもって，われわれの目の前に現れてくれたと考えることもできる．あるいは，症状自体が人生の一場面で必要な主張といった言動で，それ自体が育ちの証と思われる場合もある．つまり，症状は回復へ向かうサインでもあり，成長の一つでもあるため，時には，症状の継続を見守る必要もある．

　そうはいっても，時にその症状により，本人や周囲が苦しみ途方にくれてしまうこともある．そのときには，症状を軽減する必要性もある．それがある意味積極的な治療介入であり，その一つの選択肢が薬物療法である．

2. 精神科薬物療法にある課題──特に子どもに対するとき

　精神科の治療において，薬物療法は精神療法と環境調整と並ぶ三本柱の一つである．しかし，実際に処方される場合は適応外での使用も少なくない．仙波[1]は，「適

表7-1 子どもへの精神科薬物療法における問題点

- 使用される薬物が適応外からの選択となりやすい
- 精神科薬の薬理作用と症状の関係を十分に説明しにくい
- 選択，処方の最終責任は医師個人に委ねられる
- 公的な薬物療法のガイドラインがない
- 薬物使用に非常に消極的となる場合も，過剰・多剤処方となる場合もある
- 治療の意志決定が子ども本人とはなりにくい場合がある
- 使用における副作用，長期使用における影響などの情報が不足している

(田中康雄．そだちの科学．2012[2] より)

応外使用はあくまでも例外として，ルーチンには行わないことが原則」で「標準的な治療をまず行い，効果がないときに初めて適応外使用の可能性を探るべき」と述べているが，これを精神科医療に組み込むことは難儀である．特に子どもに対しては，使用可能の薬物が極端に少ない．

「適応外」とは，医薬品としてはわが国において薬事承認（保険適用）されてはいるものの，特定の効能・効果等についての薬事承認がなされていないものをいう．実際は，適応外の薬物を子どもに用いる場合，薬物の効果と副作用，不利益を検討し，本人と親，家族に十分な説明を行ったうえで，医師個人の判断と責任のもとで使用することになっている．

しかし，そもそも，小児への用量・用法の定めもなく，添付文書の小児等への投与欄には適応病名であっても，「低出生体重児，新生児，乳児，幼児又は小児に対する安全性は確立していない」と表記されている場合がほとんどである現状では，精神科において，薬物療法を行うには常に細心の注意が求められる．**表7-1**[2]に，子どもへの精神科薬物療法における問題点を抽出した．

3. 子どもへ精神科薬物療法を行ううえでの留意点[3]

これらをふまえ，実際に子どもに精神科薬物療法を行ううえでの留意点を以下に述べる．

① 家族と本人へ薬物使用の必要性を説明する：精神科薬に対して不安感などを抱く家族は少なくない．ましてや，拒否を主張できない子どもの立場を重視する必要もある．そのうえで，薬に期待する点，期待できない面も伝え，当然，副作用などについても説明する．私は，薬を使用することで「発揮できないでいたキミの本当の力が出せるようになる」手助けになるという説明を好んで行う．また薬を安易にとらえず，とても繊細なものであることを伝えるため，できるだけ少量から始める．「この程度の量では，きっとキミの本当の力を引き出せないかもしれない．でも薬って奴は，いじわるで，最初に副作用が出て，それから期待する作用が出るようになっている．あまり最初の副作用でつらくなってほしくないので，とても少ない量から始めようと思う」と説明し，服用して2，3日目には，自宅へ連絡し飲み心地を確認している．薬とは危険である，という認識よりも丁寧にか

かわり合うものであるということを伝えたい．
②効果について確認する：服用後の変化を何度も尋ねるが，改善変化があったとしてもまずは子ども自身の成長変化の可能性があると伝える．薬物の「正しい」使い方に気を配り，濫用にならないようにしたい．そのうえで，日々の生活は薬によりコントロールされるものではなく，生活に生かせるよう自分で判断して薬を活用してほしいと思っている．
③薬物は子ども本人のためというよりも，親か家族，周囲の情緒的安心を求めて処方を希望される場合がある：親や関係者が子どもの言動を何かしらの薬物でコントロールできないかと，やや過剰な期待を抱いている場合がある．薬の効果もさることながら，子どもの育ちに応じた異議申し立てといった正統な自己主張や，年齢相応の言動までが「症状」とされ，すべて薬でコントロールしようという濫用を防ぐため，子どもの育ちと変化を丁寧に説明し続ける．そのうえで，親や関係者の不安感が，子どもをより不安にさせる場合があることを斟酌して処方を考える場合もある．
④精神科薬物療法は，的確な診断と標的症状の正確な把握のもと，選択されるべきである：実際は，さまざまな環境条件や生理的変化と感情の変動などが複雑に絡みあいながら子どもの言動はつくられる．私は，子どもの精神科臨床，特に発達障害圏は，的確な診断というよりも複合的かつ暫定的診断をし，常に刷新していく検討が求められると考えている．横断的な判断だけではなく，縦断的な時間的推移をもったなかで，適宜，子どもの心を判断していく必要がある．子どもの成長という不確実な未来に思いを馳せ，精神科的な働きかけ，あるいは生活全体の応援という治療構造のなかで，薬物の使用を検討する．慎重に思いをめぐらせ，せめて有害となる対応にだけはならぬよう心がけていくしかない．

「児童精神医学における医師の処方の『癖（habits）』は，これまでの治療経験（dogma）とエビデンスによって決定されがち」であると看破したHeymanら[4]は，さらに「児童精神医学では，薬物療法『志向』の医師と『反対』の医師との論争において感情的な意見のみが先行してしまうことがある．すなわち，ある種のケースにおいてはイデオロギー（観念論）が治療方針を左右することもある」と付け加えた．彼の指摘に，私も考え，答える義務がある．私は，極端に薬物療法を肯定も否定もする立場にはない．ただ治療的かかわりにおいて，有益なことを提供する以上に，有害なことは可能な限り排除するように心がけている．精神科薬物療法に関しては，特にその思いは強い．

第8章

福祉・教育・医療の現状と課題

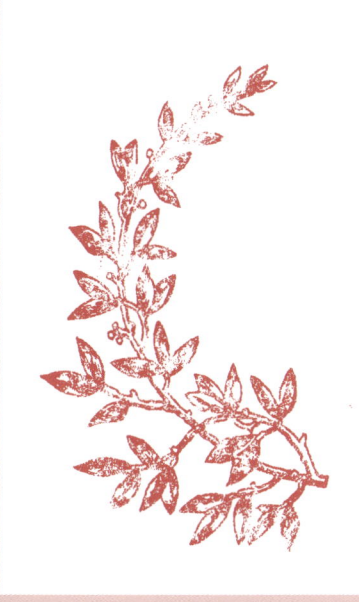

第6章で述べたように，私は発達障害がつくりだす生活障害を支援する生活の相談者でありたい．そのためには，当事者と関係者が，現実の生活のなかで「丁寧に生きる」ことができるよう，生活を支えあう人や機関へ途切れなくつなぐことも，私の重要な仕事の一つである．

　本章では，その途切れない支援の担い手である福祉・教育，そして医療の現状と課題についての私見を述べる．

1. 福祉の現状と課題

　発達障害のある方々とその関係者の生活を応援するための福祉とは，経済保障と生活の選択の保障であろう．

a. 経済保障

　発達障害がある子どもの養育者に対する経済保障には，特別児童扶養手当と障害児福祉手当の2つがある．

① 特別児童扶養手当：厚生労働省のホームページ[1]によると，この経済保障は，精神又は身体に障害を有する児童について手当を支給することにより，これらの児童の福祉の増進を図ることを目的に，20歳未満で精神又は身体に障害を有する児童を家庭で監護，養育している父母等に支給されるとなっている．療育手帳でAあるいはB判定相当の障害と考えられており，1級と2級に判定され支給額が決定されるが，扶養義務者の収入，所得によっては支給されない場合もある．申請方法は，住所地の市区町村の申請窓口に提出するべき諸書類に医師の所定の診断書を添えて提出し判定を受ける．なお，すでに療育手帳でA判定となった子どもに関しては医師の診断書の提出は省略できることになっている．

② 障害児福祉手当：厚生労働省のホームページ[2]によると，この経済保障は，重度障害児に対して，その障害のため必要となる精神的，物質的な特別の負担の軽減の一助として手当を支給することにより，特別障害児の福祉の向上を図ることを目的に，精神又は身体に重度の障害を有するため，日常生活において常時の介護を必要とする状態にある在宅の20歳未満の者に支給されるとなっている．申請方法は，住所地の市区町村の申請窓口に提出するべき諸書類に医師の所定の診断書を添えて提出し判定を受けることになっている．

　20歳を過ぎてからの経済保障には，本人に支給される障害年金がある．知的障害と発達障害は大きなくくりとしては精神障害として判断されるため，精神障害の障害年金を申請することになる．

③ 精神障害年金：障害年金は，初診日，保険料納付，障害認定日の3つの要件が満たされてはじめて申請できる．その要件とは，
　　ⅰ 年金制度の基準となる初診日が明確であること（初診日を証明する受診状況等証明書が必要となる場合がある）
　　ⅱ 初診日に保険料納付要件が満たされていること

⑪ 初診日から1年6ヶ月後が障害認定日となるので，その時点で障害の程度が年金申請に値すると判断されること（20歳後に初診日がある場合は，その時点で加入していた年金制度によって，厚生年金保険なら厚生年金，国民年金保険なら障害基礎年金の申請となる）

の3つである．申請手続きは，現住所がある地域の年金事務所や市区町村の担当課が窓口となり，医師による所定の診断書と，受診状況等証明書，病歴・就労状況等申立書等の必要な添付書類一式を提出することになっている．

知的障害は生来の障害として認定されるので，初診日がいつであっても20歳前障害と理解され，障害認定日は20歳の誕生日となり，障害基礎年金対象となる．

知的障害を除く発達障害の場合は，現法では生来の障害としては認定されないため，精神障害該当と理解される．そのため，医師の診察を受けた初診日と初診日から1年半を経過した障害認定日により，申請する年金（障害基礎年金か厚生年金のいずれか）が異なる．なお，知的障害を除く発達障害でも20歳前に初診日がある場合は，20歳前障害となるため，障害認定日は20歳の誕生日となり，障害基礎年金対象となる．

障害基礎年金と厚生年金の違いは，障害等級にある．厚生年金は1，2，3級の判定で支給されるが，障害基礎年金は，1級か2級該当でないと支給されない．なお，障害認定日時点では障害の程度が軽く，障害等級に該当しなかったが，その後，時間が経ってから障害の程度が重くなり，障害等級に該当すると考えられた場合は，その時点からの障害年金の請求申請，いわゆる事後重症請求という手続きが取れる場合もある．

障害年金の申請にあたっては，本人あるいは家族が作成する病歴・就労状況等申立書の記入が，かなり複雑で労力を伴う．担当医師，ケースワーカー，年金事務所，市区町村の担当課，年金相談センターなどとよく相談するべきである．

なお，2015年，厚生労働省は，障害基礎年金の障害認定の不支給判定の比較で，6倍もの地域差があることが調査から明らかになった[3]とした．そのため精神障害および知的障害の認定の地域差の改善に向けた対応として，「国民年金・厚生年金保険 精神の障害に係る等級判定ガイドライン」[4]等が策定され，2016年9月1日から実施することになった．

このほかに，家族に万が一のことがあったとき，障害のある方へ終身一定額の年金を支給する障害者扶養共済制度がある．これは，都道府県・指定都市で実施している任意加入の保険制度である．詳細は，制度運用している独立行政法人福祉医療機構のホームページ[5]を参照していただきたい．

b. 自立支援医療制度

厚生労働省のホームページ[6]によると，この制度は，心身の障害を除去・軽減するための医療について，医療費の自己負担額を軽減する公費負担医療制度で，知的障害や発達障害の場合，精神通院医療費の1割負担を原則とするが，「世帯」の所得等に応じて月額の負担上限額が設定されている．

対象患者は精神保健福祉法第5条に規定する統合失調症などの精神疾患を有する者で，通院による精神医療を継続的に要する者と規定される．医療費が高額な治療を長期に受け続ける場合，「重度かつ継続」という制度がある．その場合，所得区分による対象外はなくなるが，状態の悪化を防ぐ意味で計画的かつ集中的な精神医療を継続していなければならないとあり，その判定は市町村等によって異なるようである．

　市区町村の担当課に医師による所定の診断書と申請書類等を提出し判定を受ける．申請が認められると受給者証が発行され，受診時に受給者証と自己負担上限管理票を提出する．受診する医療機関を変更した場合は所定の手続きが必要となる．院外薬局を活用している場合は，その薬局も特定しておく必要がある．有効期間は1年でそのつど更新しなければならない．

c. 障害手帳

　日々の生活を送るうえで，さまざまな福祉サービスを保障するものとして，精神障害のほかに発達障害が対象となる精神障害者保健福祉手帳と知的障害が対象となる療育手帳がある．この手帳による施策，サービス内容は自治体によってさまざまである．

　精神障害者保健福祉手帳は，所定の診断書または障害年金受給証明書と必要書類を市区町村の担当窓口へ提出し申請する．障害の程度に応じて1，2，3級に区分される．2年ごとに更新手続きをする必要がある．

　療育手帳は児童相談所（18歳以上は福祉事務所）に申請するもので，医師の診断書などは特に必要としない．最重度から軽度まで3，4段階に分かれるが，療育手帳の名称や区分表記等は地域によって異なる．

　法の対象となる障害のある方は，「身体障害，知的障害，精神障害（発達障害を含む）その他の心身の機能の障害がある者であって，障害及び社会的障壁により継続的に日常生活又は社会生活に相当な制限を受ける状態にあるもの」と障害者基本法第2条第1号で規定されている．また，難病に起因する障害は心身の機能の障害，高次脳機能障害は精神障害に含まれている．

　このたびのDSM-5では，知的能力障害群も神経発達症群に組み入れられた．そして生活状況においての言動の適切さがその障害の重症度の判断として検討されるようになっている．私が発達障害は生活障害であると主張するのは，この点にある．

　しかし，上述してきた経済保障の諸制度は，知的障害と発達障害を別々に位置づけ，発達障害を後天的な精神障害と同じ範疇とする医学的な観点からの大きな矛盾を抱えたまま，生活能力を判断するようになっている．それが障害年金における初診日の矛盾もつくっている．自立支援医療制度では発達障害のみでの申請では通りにくくなってきた地域が少なくない．障害基礎年金の障害認定の不支給判定の地域格差はある程度明確になったが，自立支援医療制度でも地域によってその判定基準が完璧には統一されていないという問題を抱えている．これは，特別児童扶養手当診断書の判定においても種々の手帳の判定においても同様である．

　これは，本書でたびたび述べてきた発達障害そのものの診断の難しさ，生活のつま

ずきの流動性などによるので，福祉現場の判断基準に対して課題を突きつけても解決しにくいように思われる．それでも，こうした福祉サービスを受給できるか否かが，当事者や家族の生活に大きな影響を与えることになることは間違いないのである．

d. 児童福祉法・障害者総合支援法に基づく障害福祉サービス

障害児・者の福祉サービスは，2012年の児童福祉法と自立支援法の改正により，18歳未満は児童福祉法で，18歳以上は障害者総合支援法によって実施されることになった．

図8-1[7]は，障害のある子どもが利用可能な障害福祉サービスであるが，児童福祉法で保障されるのは，障害児通所系と入所系のサービスと，障害児相談支援である．なお，18歳未満でも障害者総合支援法のサービスの一部として訪問系と日中活

区分	サービス名	内容	根拠法
訪問系	居宅介護（ホームヘルプ）	自宅で，入浴，排泄，食事の介護等を行う	障害者総合支援法
訪問系	同行援護	重度の視覚障害のある人が外出するとき，必要な情報提供や介護を行う	障害者総合支援法
訪問系	行動援護	自己判断能力が制限されている人が行動するときに，危険を回避するために必要な支援，外出支援を行う	障害者総合支援法
訪問系	重度障害者等包括支援	介護の必要性がとても高い人に，居宅介護等複数のサービスを包括的に行う	障害者総合支援法
日中活動系	短期入所（ショートステイ）	自宅で介護する人が病気の場合などに，短期間，夜間も含め施設で，入浴，排泄，食事の介護等を行う	障害者総合支援法
障害児通所系	児童発達支援	日常生活における基本的な動作の指導，知識技能の付与，集団生活への適応訓練などの支援を行う	児童福祉法
障害児通所系	医療型児童発達支援	日常生活における基本的な動作の指導，知識技能の付与，集団生活への適応訓練などの支援および治療を行う	児童福祉法
障害児通所系	放課後等デイサービス	授業の終了後または休校日に，児童発達支援センター等の施設に通わせ，生活能力向上のための必要な訓練，社会との交流促進などの支援を行う	児童福祉法
障害児通所系	保育所等訪問支援	保育所等を訪問し，障害児に対して，障害児以外の児童との集団生活への適応のための専門的な支援などを行う	児童福祉法
障害児入所系	福祉型障害児入所施設	施設に入所している障害児に対して，保護，日常生活の指導および知識技能の付与を行う	児童福祉法
障害児入所系	医療型障害児入所施設	施設に入所または指定医療機関に入院している障害児に対して，保護，日常生活の指導および知識技能の付与ならびに治療を行う	児童福祉法
相談支援系	計画相談支援	【サービス利用支援】 ・サービス申請に係る支給決定前にサービス等利用計画案を作成 ・支給決定後，事業者等と連絡調整等を行い，サービス等利用計画を作成 【継続利用支援】 ・サービス等の利用状況等の検証（モニタリング） ・事業所等と連絡調整，必要に応じて新たな支給決定後に係る申請の勧奨	支援法
相談支援系	障害児相談支援	【障害児利用援助】 ・障害児通所支援の申請に係る給付決定の前に利用計画案を作成 ・給付決定後，事業者等と連絡調整等を行うとともに利用計画を作成 【継続障害児支援利用援助】	児福法

図8-1 障害のある子どもが利用可能な支援体系

（厚生労働省．障害児及び障害児支援の現状[7]より）

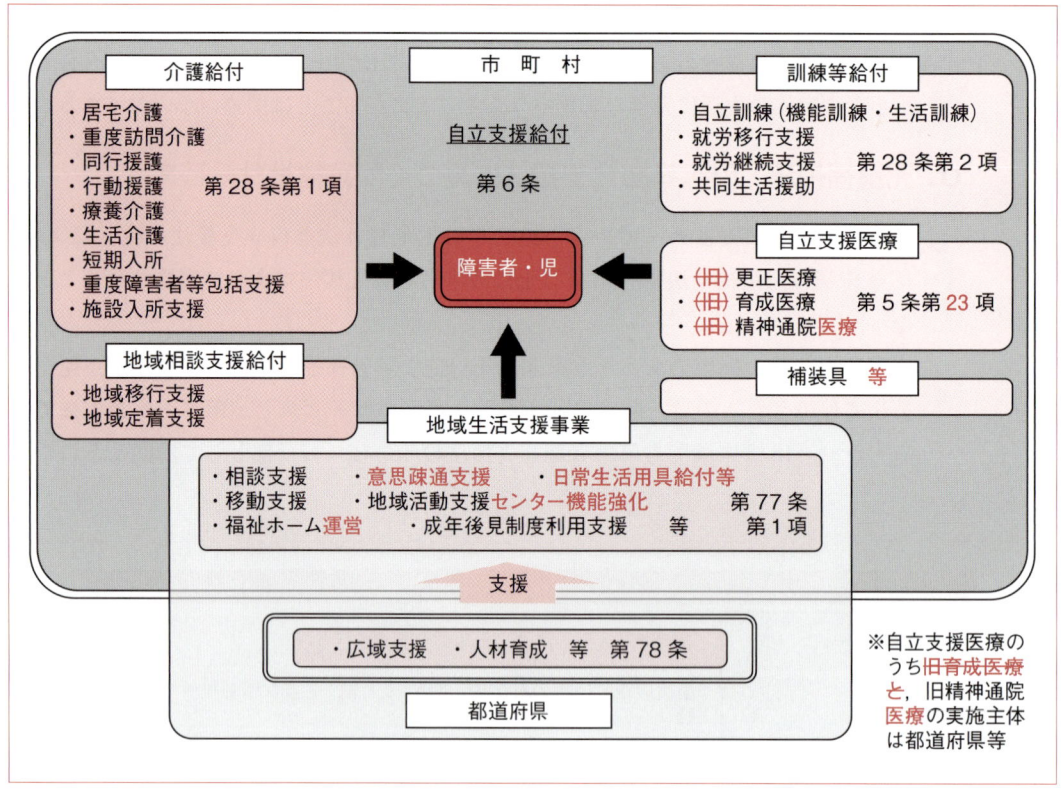

図8-2 総合的な自立支援システムの構築
（北海道障がい者保健福祉課．障害者総合支援法における障害支援区分について[8]より）

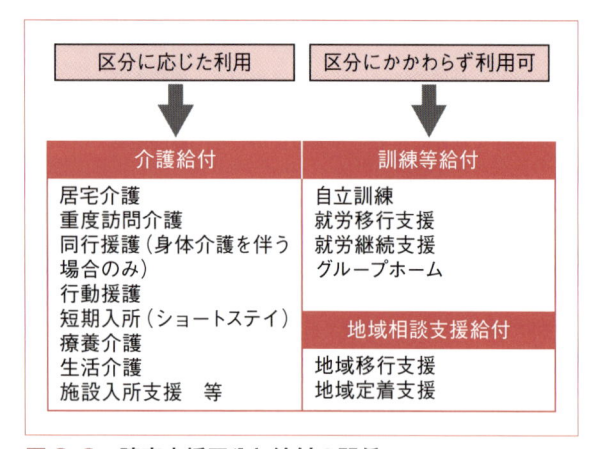

図8-3 障害支援区分と給付の関係
（北海道障がい者保健福祉課．障害福祉サービスの内容をもとに著者が作成[8]）

表8-1 発達障害・知的障害の目安となる区分認定

介護給付	目安となる区分認定
居宅介護	区分2以上
重度訪問介護	区分4以上
同行援護	区分2以上
行動援護	区分3以上
生活介護	区分3以上
短期入所	区分1以上
共同生活介護	区分2以上
施設入所支援	区分4以上

動系の一部のサービスが受けられる．

図8-2[8]は，障害者総合支援法に基づく障害福祉サービスの体系である．

2014年4月から障害程度区分は，知的障害と精神障害の特性をより反映させるために，障害支援区分と変更され創設された．医師意見書と認定調査により，非該当から区分1～6までの判定がなされる．区分6が支援の程度が最も高い状態を意味する．

この区分と図8-2の支援の給付の関係を図8-3[8]に示す．区分に応じて利用できる介護給付の区分の目安は，厚生労働省がホームページ[9]で公開されている．目安となる区分認定として，簡便にしたものを表8-1に示す．ここでは発達障害，知的障害に絞って記載したので，詳細は厚生労働省のホームページ[9]を参照していただきたい．

　課題として記しておきたいのは，軽度の知的障害や発達障害のある方々は，一見，相応の生活能力が過分にあるように思われやすく，個々にある生活の困難さがみえにくい．特に，感覚の過敏さや，コミュニケーションの微妙なずれ，発想の展開などから自覚する「多数とは異なる感性」による，社会生活を営むうえで感じ続ける疎外感は，福祉の障害判定，特に重症度にあまり反映されない．日々の臨床で感じる彼らの生きにくさとたくましさを福祉サービスで応援するためには，評価基準をさらに精錬する必要があると痛感している．

　それ以上に厳しいと思われるのが，昨今の更新の不支給判定や却下判定である．知的障害や発達障害のある方々が抱く生きづらさが，施策に十分に浸透していないのならば，われわれ臨床家の責務となる．より精進せねばならない．児童精神科を生業とするものとしては，障害の有無にかかわらず，この国が，子どもたちの生活の基盤づくりに十分な配慮をしていただきたいと強く願う．

2. 教育の現状と課題

　文部科学省[10]は，共生社会に向けた教育として，「インクルーシブ教育システムにおいては，同じ場で共に学ぶことを追求するとともに，個別の教育的ニーズのある幼児児童生徒に対して，自立と社会参加を見据えて，その時点で教育的ニーズに最も的確に応える指導を提供できる，多様で柔軟な仕組みを整備することが重要である」とし，小・中学校における通常の学級，通級による指導，特別支援学級，特別支援学校を，「連続性のある『多様な学びの場』」と称した．

　そして「障害のある子どもに対する支援については，法令に基づき又は財政措置により，国は全国規模で，都道府県は各都道府県内で，市町村は各市町村内で，教育環境の整備をそれぞれ行う．これらは，『合理的配慮』の基礎となる環境整備であり，それを『基礎的環境整備』と呼ぶこととする．これらの環境整備は，その整備の状況により異なるところではあるが，これらを基に，設置者及び学校が，各学校において，障害のある子どもに対し，その状況に応じて，『合理的配慮』を提供する」とした．

　さらに合理的配慮の前提として，文部科学省は

(ア) 障害のある子どもと障害のない子どもが共に学び共に育つ理念を共有する教育
(イ) 一人一人の状態を把握し，一人一人の能力の最大限の伸長を図る教育（確かな学力の育成を含む）
(ウ) 健康状態の維持・改善を図り，生涯にわたる健康の基盤をつくる教育
(エ) コミュニケーション及び人との関わりを広げる教育
(オ) 自己理解を深め自立し社会参加することを目指した教育

（カ）自己肯定感を高めていく教育

との6点を学校教育に求めた．これは，発達障害臨床側からしても，まさに求めていたことである．

　特殊教育時代は，分離教育が中心で，「医療・心理」を担当する者が障害種別と重症度を判定し，それを参考に「教育」側の担当者が教育の場を設定してきたように思われる．それが特別支援教育時代を迎えてからは，分離して教育していた場所をやや柔軟に活用しはじめ，通級指導先が，従来の情緒学級から「学びの教室」と別途増設され，より個別化された教育の場が設定されている印象がある．それでも，個々にある障害から自由になり，障害の有無に無関係に，その場で共に学び合う教育が実践されているという実感が，私にはまだない．

　発達障害臨床としての私の診察室では，
① 通常学級のなかで個別な配慮を強く期待する
② 就労自立に向けて療育手帳取得を希望する
③ 手厚いかかわりとして支援学級，支援学校を希望する
④ 経済的に余裕があればサポート高校なども選択する
といった親の思いに直面する．

その一方で，
① 通常学級の生徒のなかで，対応に苦慮する子どもを理解する手立てとして「医療的評価」を強く求める
② 養育者への対応として医療との機関連携を求める
といった学校側の思いにも向き合っている．

　私は，特殊教育時代から特別支援教育時代への転換のなかで，教育現場における医療の発言権が大きくなったように感じている．これは連携という視点からはうれしいことであるが，一歩誤ると，学校の医療化ともいうべき状況を生み出すことになりやしないかと危惧する．

　学校だけではないが，われわれは，成長途上の子どもたちのつまずきに，できるだけ早く，できるだけ正確に，対応したいと思っている．彼らの言動をわからないままにしておけないので，その問題の発生機序を探ろうとする．どこかに回答（犯人）がある（可視化したい）という信念から，問題の所在を「医療化」に求める傾向が大きくなってきたように思われる．確かに医学的尺度で子どもを測定する（診断がつく）と，かれらの言動は，一見，説明しやすく，わかりやすい．これを私は，可視化されるための精神医学化，疑似解決としての医学モデル化と考える．青木[11]も「生徒の『問題』であれば学校の責任，『病気』であれば医療の責任とでもいうような雰囲気を感じる場合がある」と述べている．Finkelstein[12]も，「20世紀半ばにすべての障害者は，医学的カテゴリーに従って分類され，登録されるのが当たり前になった」と述べている．

　学校の子どもたち，特に通常学級にいる子どもたちのなかで，配慮が必要な子どもたちを抽出した調査がある．それが「通常の学級に在籍する特別な教育的支援を必要とする児童生徒に関する全国調査」である．2002年に全国5地域の公立小学校（1〜

6年）および公立中学校（1〜3年）の通常の学級に在籍する児童生徒41,579人を対象に，学級担任と教務主任等の複数の教員で判断のうえで回答した調査結果[13]が，学習面や行動面で著しい困難をもっていると担任教師が回答した児童生徒の割合6.3％という数値であった．その後，国は特別支援教育へと舵を切る．

さらに文部科学省は2012年に53,882人の児童生徒を対象に，2002年と同様の調査[14]を行い，学習面や行動面で著しい困難をもっている児童生徒の割合は6.5％，という結果を得た．

私は，この10年の開きのなか，通常学級に所属する生徒で，学習面や行動面で著しい困難をもっていると教師側が判定した割合の変動のなさに首をかしげた．この10年で教師の子どもたちを評価判定するまなざしはかなり研ぎ澄まされてきたと思っている．それを受けて私は2002年の数値をはるかに凌駕する数値がでるのではないかと思っていた．実際，診察室を訪れる子どもたちは増加しており，健診で心配と評価される子どもも増えていると聴く．でも，ひょっとしてこの10年で，学びの教室や支援学級など，多岐にわたる生徒の居場所が設定されてきたことで，通常学級には学習面や行動面で著しい困難をもっていると思われる生徒がほとんどいなくなっているのではないかとも考えた．しかし結果は，数値上ではあるが，この10年のあいだで相違ないというものであった．

私は，教師は自らの感性あるいは対応行動として，一定の集団を学習指導するうえで，一定の配慮を必要とする生徒をあらかじめ「同じ確率」で設定しているのではないかと疑った．教師は常に気にする子を一定程度，見当している，という習性があるのではないかと疑ったほどである．

さて，現状の教育現場に目を戻す．

前述のインクルーシブ教育システムや合理的配慮は，実現するとよいと思っている．合理的配慮に基づき，現在の特別支援教育システムを基盤に，連続性のある「多様な学びの場」を教育現場につくることは理想である．しかし，私が体験する特別支援教育の現場は，教育の非連続性として存在している．ある特別支援学級は通常学級と同じ教科書を使用せず，数年して通常学級への移動を希望した親は，「ずっと学年で学ぶ内容をやってきていないので，今さら戻ってもとまどうだけ」と言われたという．学びの教室は，私の地域ではすべての学校に設置されていないので，毎回親が同伴して下校，登校を繰り返す．ある父子家庭の親は，その送迎のため定職に就くことが難しいと嘆く．それ以上に親が困惑するのが，障害のある子の障害名をクラスのみんなや保護者へ開示することで，障害のある子をみんなに理解してもらいましょうという担任からの提案である．親は，そうした開示で，わが子のいじめがなくなるとはイメージできないという．時には，本人，家族の同意のないまま，あるときかぜで休んだ日に，担任がクラスメートにお知らせした，ということもあった．おそらく親，家族，そして本人が切望しているのは，障害特性をクラスメートと共有することではなく，個々の特性を認め合いながらの共生である．文部科学省が強調した，合理的配慮の前提の6点は，その意味で理にかなっていると思われる．

しかし，これを実践するには，現実的な課題が教育現場にあると思っている．一つ

は，教育観の共有，指導方法の確立，適切なクラス生徒数の確立，連続する支援体制の確保といった教育方法の整理と整備，もう一つは，通常業務の見直し，人的補強，多彩な専門性を職員室に確保する，医療の活用といった，人的・物的環境の整理と整備である．そしてそられによって，何を構築したいかというと，何よりも教員としての自負，誇りを貶めない環境づくりであると思っている．学校のなかで子どもたちを医療化することなく，未来ある子どもたちとして，敬い，丁寧に，大切に学び導いてほしいと願う．私は，そのような想いをもつ教師仲間をたくさんもっているだけに強く希望したい．

3. 発達障害者支援法の改正

2016年5月25日に，「障害者の日常生活及び社会生活を総合的に支援するための法律」(障害者総合支援法)と「発達障害者支援法」の一部が改正された．

改正された障害者総合支援法は，当事者が望む地域生活の支援，多様な支援ニーズへの細やかな対応，サービスの質の確保・向上に向けた環境整備を柱に2018年より施行されるという．**表8-2**は厚生労働省のホームページ[15]に掲載された概要である．

表8-2 障害者の日常生活及び社会生活を総合的に支援するための法律及び児童福祉法の一部を改正する法律案（概要）

趣旨
障害者が自らの望む地域生活を営むことができるよう，「生活」と「就労」に対する支援の一層の充実や高齢障害者による介護保険サービスの円滑な利用を促進するための見直しを行うとともに，障害児支援のニーズの多様化にきめ細かく対応するための支援の拡充を図るほか，サービスの質の確保・向上を図るための環境整備等を行う．

概要
1. **障害者の望む地域生活の支援** (1) 施設入所支援や共同生活援助を利用していた者等を対象として，定期的な巡回訪問や随時の対応により，円滑な地域生活に向けた相談・助言等を行うサービスを新設する(自立生活援助) (2) 就業に伴う生活面の課題に対応できるよう，事業所・家族との連絡調整等の支援を行うサービスを新設する(就労定着支援) (3) 重度訪問介護について，医療機関への入院時も一定の支援を可能とする (4) 65歳に至るまで相当の長期間にわたり障害福祉サービスを利用してきた低所得の高齢障害者が引き続き障害福祉サービスに相当する介護保険サービスを利用する場合に，障害者の所得の状況や障害の程度等の事情を勘案し，当該介護保険サービスの利用者負担を障害福祉制度により軽減(償還)できる仕組みを設ける 2. **障害児支援のニーズの多様化へのきめ細かな対応** (1) 重度の障害等により外出が著しく困難な障害児に対し，居宅を訪問して発達支援を提供するサービスを新設する (2) 保育所等の障害児に発達支援を提供する保育所等訪問支援について，乳児院・児童養護施設の障害児に対象を拡大する (3) 医療的ケアを要する障害児が適切な支援を受けられるよう，自治体において保健・医療・福祉等の連携促進に努めるものとする (4) 障害児のサービスに係る提供体制の計画的な構築を推進するため，自治体において障害児福祉計画を策定するものとする 3. **サービスの質の確保・向上に向けた環境整備** (1) 補装具費について，成長に伴い短期間で取り替える必要のある障害児の場合等に貸与の活用も可能とする (2) 都道府県がサービス事業書の事業内容等の情報を公表する制度を設けるとともに，自治体の事務の効率化を図るため，所要の規定を整備する

施行期日
平成30年4月1日(2.(3)については公布の日)

(厚生労働省．障害者の日常生活及び社会生活を総合的に支援するための法律及び児童福祉法の一部を改正する法律案．2016[15]より)

また10年ぶりに改正された発達障害者支援法は，関係機関が連携しあって「切れ目なく発達障害者の支援を行う」ことが第1条に加えられた．そしてその支援は「社会的障壁の除去に資することを旨」とし，社会的障壁とは「日常生活又は社会生活を営む上で障壁となる社会における事物，制度，慣行，観念その他一切のもの」と定義された．

　教育現場では個別指導計画の作成やいじめ防止が推進され，就労面では国や都道府県が就労機会の確保と定着を支援することが規定され，事業主は，特性に応じた雇用管理に努めることになる．他にも司法手続きにおいて不利にならないような意思疎通の手段の確保が盛り込まれている．

　なお，条文の詳細な改正については「発達障害者支援法の一部を改正する法律案」[16]を参照していただきたい．

　今回の改正は，どれも重要な取り組みを提言している．今後は，具体的実践を待つことになるが，地域格差が生じないように，真の切れ目のない支援のための地域連携が求められる．

　さらに改正された発達障害者支援法では附則の検討として，「政府は，疾病等の分類に関する国際的動向等を勘案し，知的発達の遅滞の疑いがあり，日常生活を営むのにその一部につき援助が必要で，かつ，社会生活への適応の困難の程度が軽い者等の実態について調査を行い，その結果を踏まえ，これらの者の支援の在り方について，児童，若者，高齢者等の福祉に関する施策，就労の支援に関する施策その他の関連する施策の活用を含めて検討を加え，必要があると認めるときは，その結果に基づいて所要の措置を講ずるものとする」と明記した．疾病等の分類に関する国際的動向とは明らかに知的障害を発達障害に組み入れたDSM-5のことであろう．知的障害（知的能力障害）の支援のあり方を発達障害者支援法のなかで検討しようとしていると私は推察した．今後は知的障害（知的能力障害）の位置づけが議論されることになると思われる．

4. 私の医療の現状と課題

　最後に，私の医療観について述べておきたい．

　発達障害臨床は，今しばらくは混沌，混乱した時期を過ごすことになるだろう．私は，発達障害が疑われる子どもや成人の方々とたくさんの出会いをしてきた．発達障害傾向に鋭敏なアンテナをもってかかわると，他の精神障害があるということで対応してきた方々と新鮮に出会うことができたり，背景に隠れていた問題に気づくことが少なくない．

　しかし，時にそれは，静かに社会で生きていた方々を診断の舞台に登場させすぎてしまっていないだろうか．発達障害傾向の有無に敏感であるがゆえに，多彩で多面的な人間を発達障害か否かという二極化してしまうような視点で判断してしまう危険を，私は犯していないだろうか．自問自答の日々が続く．

　そもそも，精神障害とは多様性と置換してもよい．ただそれが多様性でなく逸脱と

しての障害と称されるのは，社会的な判断であり，社会からの要請でもあるのかもしれない．日々を生きていくことに困難さを抱えた方には，個々にある多様性を障害と置換されてしまう可能性がある．医療には，特に精神医療にはそうした社会統制装置としての役割が，課せられやすいように思われる．

前述の学校の医療化に倣えば，生活のつまずきの精神医療化と呼んでもよいかもしれない．その先頭に立つのが，精神医療モデルとしての発達障害である．

しかし，そもそも生活のつまずき，生きづらさは，社会的に浮上したものである．社会が，ある状態を多様性として受け止めきれなくなった，包摂できなくなった，あるいはその状態に社会的不安が惹起されたのである．そのとき，生きづらさを抱えて呻吟する本人は，逸脱した障害をもつ当事者となる．

これは社会の寛容さの脆弱化，あるいは社会からの監視，排除といったまなざしが関与しているのかもしれない．ある状態を障害として位置づける精神医療モデルは，その時代が要請する社会統制装置としての役割も担うことになる．

私は，こうした社会統制装置としての役割を緩和し，多様性として認め合い理解しあうなかで，障害をいま一度生きづらさに還元し，生活のつまずきに注目し，今よりは生きやすい枠組みづくりと今以上の理解者を増やすことで生活の保障を構築していきたい．障害者と呼ばれる方々を多様性をもつ存在者として理解するのが，私の考える生活モデルである．

発達障害臨床とは，社会統制装置も兼ね備える精神医療モデルと生活モデルを統合して，その人を，その家族を，その生活の基盤を支える地域社会を見据えたなかで行われる，丁寧な生活相談のことである．Kanner[17]も，「精神科医はすべてを鳥瞰して患児の福祉をはかる中核的存在であらねばならない」と提言しているように，精神科医は彼らと家族の生活を応援する優れたソーシャルワーカーでなければならない．

医学の生物化学的な発展のなか，精神医学もまた，さらに科学的発展を遂げていくことになるだろう．同時に，人が人の生活を視野に入れ，かかわろうとするとき，事前に正解がない不確実性に満ちた道を共に悩み呻吟しながら，歩む．そんな精神医療があってもよいかと思う．

生活の相談にのるということは，相手の個性や考え方，価値観やこれまで生きてきたなかで得た思いへ，思いを寄せながら，同時に生活の基盤となる家族関係や経済状況，地域周囲との折り合いなどを包括的に理解しようとし，対話を重ねることである．対話には，双方の価値観や世界観が反映し，対話によりその差異は明確になり，時に新しい気づきや価値観が生まれ，折り合いがつく．さまざまなつまずきの改善は片方だけの修復では成立しない．折り合いをつけること，歩み寄ることであろう．そのなかに生じる「わかりえない」という不確実性にも耐えることが，共に生きることを可能にするといえる．

実は，発達障害をもちながら独り苦しまれてきた方，その家族，関係者は，すでにその不確実性に耐えてきた先駆者である．私はその方々との対話に，これからの希望を抱く．

おわりに
発達障害臨床から素人の相談者へ

　精神科医になって33年，むだに年をとったという感慨が強い．「はじめに」でも述べたように，私は2012年にクリニックを開いた．幸いすばらしいスタッフに恵まれ，「patients first の医療」[1]を目指すクリニック作りを目指している．医療経済的には不安定な状況を支援し続けてくださる医療法人社団倭会には，ただただ感謝の思いしかない．

　私のクリニックは，すでに拙論[2]にも記したが，受診対象者の年齢制限をしていない．単純に，年齢で相談の扉を開けたり閉めたりするのがいやだったからである．門を閉じるのは，私が己の力量不足を実感するときだけである．
　クリニックのスタッフは常勤医師の私と看護師，言語聴覚士，心理士と2人の医療事務受付担当者の総勢6人で構成されている．私には，特別な対応，専門性の高い治療は何一つできないが，私はこのスタッフに大きく支えられ，日々の臨床を細々と継続することができる．
　クリニックでどうしても対応しきれないときは，医療法人社団倭会関連の入院病棟での治療をお願いすることもあるが，できるだけ外来で対応しようと，週2回，3回と頻回に通院していただいている方もいる．

　本書は，これまでの経験を下敷きに，今この環境で行っている臨床実践とそれを支えるささやかな思索を記した．はじめにふれたように，私の発達障害臨床の実践の記録というか，覚書である．
　私の目標は，第6章に記したように，いかに優れた生活相談を実践するかにある．そこには本書のあちこちに繰り返し述べてきた湯浅や臺の生活臨床の姿がある．私がこの臨床に共鳴するのは，「その人の生きざまを重視」することにある．そして，もう一人の生活臨床の臨床家，江熊に象徴されるような自己の差し出し方である．湯浅や臺の主張は何度かふれてきた．ここでは江熊の思いを抜き出してみる．
　生活臨床に取り組んだ江熊[3]は「分裂病者（当時のママ）と新しい態度でつきあってみると，そこには以前とはまったくちがった分裂病者がいたのである．分裂病が変わったのではなく，分裂病者に対する私の接し方が変わったための"新しい分裂病者"である」と己の気づきを正直に述べ，自分の接し方を著した論文に「ここに書かれた内容に限ってみれば，私は医師ですらないかもしれない．相談者それもまったく素人の相談者と評されるであろう」と記した．
　発達障害とは，過去から未来永劫に至るまでを決定づけた普遍的な構造ではない．さまざまに変化成長を遂げるものである．私たちの目の前に登場した時は，人間が個々にもつさまざまな条件や特性のうち，今の社会生活を送るうえで特性が強く主張され生きづらさが強く浮上した時である．私たちが目指すことは障害の消滅や消失ではなく，生きづらさの改善を，生活のありようを，一緒に考えていくことである．
　生活を共に考えるとき，江熊のように素人の相談者は一つの姿であろう．私もおそらくそう評されたいのかもしれない．私は，気負うことなく，奢ることなく，恥じることなく，しかし，そこか

ら半歩は進もうと思う．

　DSM-5時代にあって，本書は，『生活障害として診る発達障害臨床』というどうにも古めかしい名称をタイトルとさせていただいた．

　私は，これからの精神医療は，医療技術の進歩と科学的解明による生物的発展に向かっていくように考えている．同時に，われわれはまた「人間の本質をそれにふさわしいレベルで評価すること」[4]にも立つ．かつて宮本ら[4]は「ここ数10年来の医療技術の進歩とともに医学的影響力は増大してきているが，他方，それは人間の本質に固有なもの，健康なものをも，無意識的ないし神経科学的なメカニズムの産物と見なしてしまう危険性をも帯びている」と記した．1981年の筆である．そして宮本ら[4]はBlankenburgの言を借りて「患者中心医学 patient-centered-medicine」への回帰の必然性を記した．

　私が目指す素人の相談者とは，まさに精神医療モデルと生活モデルを「生活障害」で結び統合したものである．前者はDSM-5時代に象徴される生物的発展を基盤とし，後者はまさに「他者（患者）への伴侶的態度」[4]を意味する．本書のタイトルには，この2つのモデルを対峙させることではなく結び，統合した臨床を目指し続けていきたい私の思いがある．

　本書は，私にとって15年ぶり，2冊目の書き下ろしである．私の思いとは裏腹に，実際の面接場面を中心に，診察室での私の対応や考えに，私が向き合い直したものである．改めてなにも特別な手法もなく，ただただ生活の相談を重ねていくようなスタイルで終始している本書が，実際の臨床でどのように役立つといえるか，一生懸命書き続けながら，最後まで自問自答している．

　読まれての感想やご指摘，ご教示をいただければ幸いである．

　本書は，すでに刊行されている『外来精神科診療シリーズ』（中山書店）の2冊に書いた2つの文書[1,2]と多少の関連がある．本書を書くように薦めて下さった中山書店編集部の大成幸子様には，細やかなご指摘，ご配慮をいただいた．また適宜いただくメールにより，この仕事を何とか後回しにしたいという気持ちを自制することができた．臨床を終えてからの仕事を投げ出さずにすんだ．深謝します．

　何よりもクリニックのスタッフ，そしてクリニックを物心両面で支えてくれる医療法人社団倭会理事長 荻野秀二先生，そして，私のようなものと対話し続けてくれる患者，家族の方々に，本書を捧げます．

田中康雄

文 献

はじめに―発達障害臨床の門前にたどり着くまで
1) 山下　格．誤診のおこるとき―精神科診断の宿命と使命．みすず書房；2009．
2) 山下　格．誤診のおこるとき．こころの科学 2012；164：18-24．

第1章 「生活障害」としての「発達障害」
1) Rutter M. 自閉症スペクトラムの発生率―経年変化とその意味（2004）．門　眞一郎（訳），高木隆郎，P. ハウリン，E. フォンボン（編）．自閉症と発達障害研究の進歩 Vol.10．星和書店；2006．pp3-23．
2) 中根允文．広汎性発達障害の疫学研究．高木隆郎（編）．自閉症―幼児期精神病から発達障害へ．星和書店；2009．pp139-151．
3) 鷲見　聡．発達障害の謎を解く．日本評論社；2015．
4) 竹下研三．発達障害医療が果たす役割―わが国の歴史を振り返って．小児科診療 2010；73：541-548．
5) 杉山登志郎．発達障害の子どもたち．講談社；2007．
6) 石坂好樹．自閉症の有病率研究の動向―自閉症は増えているか．障害者問題研究 2007；34（4）：284-289．
7) Black DW, Andreasen NC. Introductory Textbook of Psychiatry, 6th edition. American Psychiatric Publishing；2014／D. ブラック，N. アンドリアセン（著），澤　明（監訳），阿部浩史（訳）．DSM-5 を使いこなすための臨床精神医学テキスト．医学書院；2015．
8) 発達障害者支援法（2016.05.03 参照）
http://law.e-gov.go.jp/htmldata/H16/H16HO167.html
9) American Psychiatric Association. Diagnostic and Statistical Manual of Mental Disorders：DSM-5. American Psychiatric Publishing；2013／日本精神神経学会（監修），髙橋三郎，大野　裕（監訳），染矢俊幸，神庭重信，三村　將ほか（訳）．DSM-5 精神疾患の診断・統計マニュアル．医学書院；2014．
10) American Psychiatric Association. Diagnostic and Statistical Manual of Mental Disorders, 4th edition, Text Revision：DSM-IV-TR. APA；2000／髙橋三郎，大野　裕，染矢俊幸（訳）．DSM-IV-TR 精神疾患の診断・統計マニュアル，新訂版．医学書院；2004．
11) WHO. The ICD-10 Classification of Mental and Behavioural Disorders：Clinical Descriptions and Diagnostic Guidelines. World Health Organization；1992／融　道男，中根允文，小見山　実ほか（監訳）．ICD-10 精神および行動の障害―臨床記述と診断ガイドライン．医学書院；1993．
12) 椎原弘章．序．小児内科 2001；33：1045-1048．
13) 松本昭子，土橋圭子（編）．発達障害児の医療・療育・教育．金芳堂；2002．
14) 杉山登志郎．発達障害の概念．発達障害者支援法ガイドブック編集委員会（編）．発達障害者支援法ガイドブック．河出書房新社；2005．
15) 白石正久．発達障害論　第1巻　研究序説．かもがわ出版；1994．
16) 浜田寿美男．発達支援の本来はどこにあるのか．教育と医学 2006；635：404-411．
17) 北原保雄（編）．明鏡　国語辞典．いきる．大修館書店；2003．p85．
18) 島崎敏樹．生きるとは何か．岩波新書；1974．
19) 鯨岡　峻．発達障碍の概念とその支援のあり方を考える．教育と医学 2005；630：4-12．
20) 鯨岡　峻．発達障碍ブームは「発達障碍」の理解を促したか．そだちの科学 2007；8：17-22．
21) 荻野恒一．精神医学における疾病概念（1975 年初出）．「状況」の精神病理，収録．弘文堂；1978．pp3-14．
22) Gillberg C（著），小野次朗（訳・解説）．生涯を見通した ESSENCE という考え方．LD

研究 2015；24（1）：10-20.
23) 小澤　勲．わが国における幼児自閉症論批判（14）．精神医療 1983；12（4）：383-409.
24) 石戸教嗣．「発達障害」というリスク―ポリティックスから構造的カップリングへ．リスクとしての教育―システム論的接近．世界思想社；2007．pp163-190.
25) 臺　弘．解説．臺　弘（編）．分裂病の生活臨床．創造出版；1978．pp1-7.
26) 湯浅修一．「お馴染み」の治療関係―治療者から独立しない人々．吉松和哉（編）．分裂病の精神病理11．東京大学出版会；1982.
27) 臺　弘．精神医学の思想，第3版．創造出版；2006．p256.
28) 田中康雄．精神科クリニックにおける発達障害診療の現状と課題．原田誠一，森山成彬（編）．外来精神科診療シリーズ　発達障害，児童・思春期，てんかん，睡眠障害，認知症．中山書店；2015．pp2-9.
29) Rourke BP. Nonverval Learning Disablities：The Syndrome and the Model. Guilford Press；1989/ 森永良子（監訳）．非言語性学習障害．岩崎学術出版社；1995.
30) 石川　元．「裏問題児」を非言語性LDと考えることで見えてくるもの．現代のエスプリ 2000；398：5-23.
31) Gillberg C. ADHD and Its Many Associated Problems. Oxford University Press；2014. p19.
32) Appelbaum AS. Developmental retardation in infants as a concomitant of physical child abuse. J Abnorm Child Psychol 1977；5：417-423.
33) Johnson DE, Miller LC, Iverson S, et al. The health of children adopted from Romania. JAMA 1992；268：3446-3451.
34) Miller LC, Kiernan MT, Mathers MI, et al. Developmental and nutritional status of internationally adopted children. Arch Pediatr Adolesc Med 1995；149：40-44.
35) Kreppner JM, O'Connor TG, Rutter M；English and Romanian Adoptees Study Team. Can inattention/overactivity be an institutional deprivation syndrome? J Abnorm Child Psychol 2001；29：513-528.
36) Kaler SR, Freeman BJ. Analysis of environmental deprivation：Cognitive and social development in Romanian orphans. J Child Psychol Psychiatry 1994；35：769-781.
37) O'Connor TG, Rutter M；The English and Romanian Adoptees Study Team. Attachment disorder behavior following early severe deprivation：Extension and longitudinal follow-up. J Am Acad Child Adolesc Psychiatry 2000；39：703-712.
38) Beckett C, Bredenkamp D, Castle J, et al. Behavior patterns associated with institutional deprivation：A study of children adopted from Romania. J Dev Behav Pediatr 2002；23：297-303.
39) 杉山登志郎．発達障害としての子ども虐待．子どもの虐待とネグレクト 2006；8：202-212.
40) 遠藤太郎，杉山登志郎．子ども虐待と注意欠陥多動性障害．臨床精神薬理 2005；8：905-910.
41) 杉山登志郎．子ども虐待という第四の発達障害．学研；2007.
42) 青木　豊．乳幼児―養育者の関係性．精神療法とアタッチメント．福村出版；2012.
43) 齊藤万比古，原田　謙．反抗挑戦性障害．精神科治療学 1999；14（2）：153-159.
44) 杉山登志郎．発達障害の薬物療法　ASD・ADHD・複雑性PTSDへの少量処方．岩崎学術出版；2015.
45) Petty LKら．精神分裂病を発症した自閉症児．石坂好樹（訳），高木隆郎，M.ラター，E.ショプラー（編），自閉症と発達障害研究の進歩 Vol.3．星和書店；1999．pp58-70.
46) Volkmar FRら．自閉症に精神分裂病は合併するか．石坂好樹（訳），高木隆郎，M.ラター，E.ショプラー（編）．自閉症と発達障害研究の進歩 Vol.3．星和書店；1999．pp53-57.
47) 山中康裕．早期幼児自閉症の分裂病論および治療論への試み．分裂病の精神病理5．東京大学出版会；1976．pp147-192.
48) Matsuo J, Kamio Y, Takahashi H, et al. Autistic-like traits in adult patients with mood disorders and schizophrenia. PloS one 2015；10（4）：e0122711.

49) 内海　健．自閉症スペクトラムの精神病理―星をつぐ人たちのために．医学書院；2015.
50) 十一元三，小林隆児，木村　敏．座談会：これからの自閉症論を求めて―木村　敏先生をお迎えして―．こころの臨床アラカルト 2004；23：244-259.
51) Gillberg C. The ESSENCE in child psychiatry：Early Symptomatic Syndromes Eliciting Neurodevelopmental Clinical Examinations. Res Dev Disabil 2010；31：1543-1551／畠中雄平（訳）．特別寄稿 児童精神医学の"The ESSENCE"．治療 2013；95：1380-1392.
52) 山下　格．誤診のおこるとき．こころの科学 2012；164：18-24.

第2章　ライフサイクルからみた面接の工夫と治療の実際

1) 海保静子．育児の認識学―こどものアタマとココロのはたらきをみつめて．現代社；1999.
2) Mahler MS, Pine F, Bergman A. The Psychological Birth of the Human Infant：Symbiosis and Individuation, Basic Books；1975／MS．マーラー，F．パイン，A．バーグマン（著），髙橋雅士，織田正美，浜畑　紀（訳）．乳幼児の心理的誕生―母子共生と個体化．黎明書房；1981.
3) Havighurst RJ. Developmental Tasks and Education. Longman Group；1972／RJ．ハヴィガースト（著），児玉憲典，飯塚裕子（訳）．ハヴィガーストの発達課題と教育―生涯発達と人間形成．川島書店；1997.
4) 川邊眞千子．発達障害児の療育と医療について．保健師ジャーナル 2005；61（8）：698-701.
5) Drotar D, Baskiewicz A, Irvi N, et al. The adaptation of parents to the birth of an infant with congenital malformation：A hypothetical model. Pediatrics 1975；56：710-717.
6) S. Olshansky（著），松本武子（訳）．絶えざる哀しみ―精神薄弱児をもつことへの反応．家庭福祉―家族診断・処遇の論文集．家政教育社；1968．pp133-138.
7) 中田洋二郎．子どもの障害をどう受容するか―家族支援と援助者の役割．大月書店；2002.
8) 氏家達夫．親になるプロセス．金子書房；1996.
9) Gillberg C. The ESSENCE in child psychiatry：Early Symptomatic Syndromes Eliciting Neurodevelopmental Clinical Examinations. Res Dev Disabil 2010；31：1543-1551／畠中雄平（訳）．特別寄稿 児童精神医学の"The ESSENCE"．治療 2013；95：1380-1392.
10) Gillberg C. ADHD and Its Many Associated Problems. Oxford University Press；2014.
11) 田中康雄（監修）．わかってほしい！ 気になる子―自閉症・ADHDなどと向き合う保育．学研；2004．p75.
12) 厚生労働省．障害者支援の強化について（2016.05.04 参照）．
http://www.mhlw.go.jp/seisakunitsuite/bunya/hukushi_kaigo/shougaishahukushi/kaiseihou/dl/sankou_111117_01-06.pdf）
13) 札幌市．児童生徒の障がいの程度（2016.05.04 参照）．
http://www.city.sapporo.jp/kyoiku/suisin/shogaiteido.html
14) 文部科学省．共生社会の形成に向けたインクルーシブ教育システム構築のための特別支援教育の推進（報告）概要（2016.05.04 参照）．
http://www.mext.go.jp/b_menu/shingi/chukyo/chukyo3/044/attach/1321668.htm
15) 文部科学省．特別支援教育の在り方に関する特別委員会（第3回）配布資料3：合理的配慮について．別紙2「合理的配慮」の例（2016.05.04 参照）．
http://www.mext.go.jp/b_menu/shingi/chukyo/chukyo3/044/attach/1297377.htm
16) Barkley RA, Guevremont DC, Anastopoulos AD, et al. A comparison of three family therapy programs for treating family conflicts in adolescents with attention-deficit hyperactivity disorder. J Consult Clin Psychol 1992；60（3）：450-462.
17) Heyman I, Santosh P. Phamarcological and other Psyhical Treatment．In：Rutter M,

Taylor E（eds）. Child and Adolescent Psychiatry, 4th edition. Blackwell Science；2002. pp998-1018／長尾圭造，宮本信也（監訳）．児童青年精神医学．第59章 薬物療法とその他の身体的治療．明石書店；2007．pp1167-1189.

18) 田中康雄．子どもの精神科薬物療法．PSYCHIATRY 2015；78：64-72.
19) 山住勝広，Y.エンゲストローム（編）．ノットワーキング Knotworking 結び合う人間活動の創造へ．新曜社；2008.
20) （2016.05.04 参照）
http://www.mext.go.jp/component/a_menu/education/detail/__icsFiles/afieldfile/2011/09/27/1299178_01.pdf
21) 田中康雄．自閉スペクトラム症児・者と精神療法―内面を理解しての接近―．自閉症スペクトラム研究 2016；13（2）：15-24.
22) （2016.05.04 参照）
https://www.e-stat.go.jp/SG1/estat/GL08020103.do?_toGL08020103_&tclassID=000001062616&cycleCode=0&requestSender=dsearch
23) 川俣智路．高等学校での特別支援を3つの保障から考える―通い続けることから始める支援．田中康雄（編著）．発達障害は生きづらさをつくりだすのか．金子書房；2011．pp53-89.
24) 樹村みのり．おとうと．ポケットの中の季節 2．小学館；1977.
25) 吉田友子．自閉症・アスペルガー症候群「自分のこと」のおしえ方（ヒューマンケアブックス）．学研プラス；2011.
26) 進研アド．BetWeen 情報サイト．現役の大学・短大進学率は過去最高の 54.6 %（2016.05.04 参照）．
http://between.shinken-ad.co.jp/hs/2015/10/post-8.html
27) 日本学生支援機構．平成 26 年度（2014 年度）障害のある学生の就学支援に関する実態調査（2016.05.04 参照）
http://www.jasso.go.jp/gakusei/tokubetsu_shien/chosa_kenkyu/chosa/2014.html
28) 山本陽子，山本幹雄，佐野（藤田）眞理子．大学における障害のある学生の就労移行支援とその課題．総合保健科学 広島大学保健管理センター研究論文集 2015；31：71-78.
29) 西丸四方．分裂病か心因反応か．信州医学雑誌（1954）／近藤廉治（編）．西丸四方の本 1 精神科の臨床から．みすず書房；1991．pp1-8.
30) ニキ・リンコ．所属変更あるいは汚名返上としての中途診断―人が自らラベルを求めるとき．石川 准，倉本智明（編）．障害学の主張．明石書店；2002．pp175-222.
31) 山下 格．誤診のおこるとき．こころの科学 2012；164：18-24.

第3章 ライフサイクルのなかで行う鑑別診断を通した支援

1) American Psychiatric Association. Diagnostic and Statistical Manual of Mental Disorders：DSM-5. American Psychiatric Publishing；2013／日本精神神経学会（監修），髙橋三郎，大野 裕（監訳），染矢俊幸，神庭重信，三村 將ほか（訳）．DSM-5 精神疾患の診断・統計マニュアル．医学書院；2014.
2) ニキ・リンコ．所属変更あるいは汚名返上としての中途診断―人が自らラベルを求めるとき．石川 准，倉本智明（編）．障害学の主張．明石書店；2002．pp175-222.
3) 杉山登志郎．子ども虐待という第四の発達障害．学研；2007.
4) Korchin SJ. Modern Clinical Psychology：Principles of Intervention in the Clinic and Community. Basic Books；1976／SJ. コーチン（著），村瀬孝雄（監訳）．現代臨床心理学―クリニックとコミュニティにおける介入の原理．弘文堂；1980.
5) 臺 弘．精神医学の思想，第3版．創造出版；2006．p256.
6) 湯浅修一．「お馴染み」の治療関係―治療者から独立しない人々．吉松和哉（編）．分裂病の精神病理 11．東京大学出版会；1982.

第4章 二次的問題について

1) Gillberg C. ADHD and Its Many Associated Problems. Oxford University Press；2014.
2) 三池輝久．子どもとねむり〈乳幼児編〉―良質の睡眠が発達障害を予防する．メディア

ランド；2011.
3) American Psychiatric Association. Diagnostic and Statistical Manual of Mental Disorders：DSM-5. American Psychiatric Publishing；2013／日本精神神経学会（監修），高橋三郎，大野　裕（監訳），染矢俊幸，神庭重信，三村　將ほか（訳）．DSM-5 精神疾患の診断・統計マニュアル．医学書院；2014.
4) 日本夜尿症学会．夜尿症診療のガイドライン．
http://www.jsen.jp/guideline/
5) 齊藤万比古．発達障害が引き起こす二次障害へのケアとサポート．学研；2009.

第5章　きょうだいを考える—映画『シンプル・シモン』から—
1) スウェーデン映画『シンプル・シモン』[DVD]．販売元：TC エンタテインメント；2015.

第6章　精神療法的視点における抄察
1) 小林隆児．関係からみた PDD 型自己（広沢）について—広沢論文「成人の高機能広汎性発達障害の特性と診断—彼らの自己のあり方をもとに」を読んで．精神神経学雑誌 2013；115：253-260.
2) 土居健郎．治療序論．土居健郎，笠原　嘉，宮本忠雄ほか（編）．異常心理学講座 9　治療学，初版．みすず書房；1989.
3) Kanner L. Child Psychiatry, 4th edition. Charles C Thomas；1972／黒丸正四郎，牧田清志（訳）．カナー児童精神医学，第 2 版．医学書院；1974.
4) ドナルド・ショーン（著），佐藤　学，秋田喜代美（訳）．専門家の知恵．ゆるみ出版；2001
5) 青木省三．臨床家の精神療法．精神科臨床ノート．日本評論社；2007.
6) 村瀬嘉代子．子どもの精神療法における治療的展開—目標と終結．白橋宏一郎，小倉　清（編）．児童精神科臨床 2　治療関係の成立と展開．星和書店；1981.

第7章　薬物療法について
1) 仙波純一．精神科薬物療法のプリンシプル．中山書店；2012.
2) 田中康雄．子どもへの薬物療法．そだちの科学 2012；19：23-28.
3) 田中康雄．子どもの精神科薬物療法．精神医療 2015；78：64-72.
4) Heyman I, Santosh P. Pharmacological and other physical treatment. In：Rutter M, Taylor E （eds). Child and Adolescent Psychiatry, 4th edition. Blackwell Science；2002. pp998-1018／長尾圭造，宮本信也（監訳）．児童青年精神医学．第 59 章　薬物療法とその他の身体的治療．明石書店；2007．pp1167-1189.

第8章　福祉・教育・医療の現状と課題
1) 厚生労働省．特別児童扶養手当について．
http://www.mhlw.go.jp/bunya/shougaihoken/jidou/huyou.html
2) 厚生労働省．障害児福祉手当について．
http://www.mhlw.go.jp/bunya/shougaihoken/jidou/hukushi.html
3) 厚生労働省．報道発表資料：障害基礎年金の障害認定の地域差に関する調査結果．
http://www.mhlw.go.jp/stf/houdou/0000070967.html
4) 厚生労働省．『国民年金・厚生年金保険　精神の障害に係る等級判定ガイドライン』の策定及び実施について．
http://www.mhlw.go.jp/stf/houdou/0000130041.html
5) 福祉医療機構（WAM）．心身障害者扶養保険共済制度の改正について．
http://hp.wam.go.jp/guide/fuyou/trouble_revision/tabid/248/Default.aspx
6) 厚生労働省．自立支援医療制度の概要．
http://www.mhlw.go.jp/stf/seisakunitsuite/bunya/hukushi_kaigo/shougaishahukushi/jiritsu/gaiyo.html
7) 厚生労働省．障害児及び障害児支援の現状．

http://www.mhlw.go.jp/file/05-Shingikai-12201000-Shakaiengokyokushougaihokenfukushibu-Kikakuka/0000036483.pdf
8）北海道障がい者保健福祉課．障害者総合支援法における障害支援区分について．
http://www.pref.hokkaido.lg.jp/hf/shf/H28siryou1.pdf
9）厚生労働省．障害福祉サービスの内容．
http://www.mhlw.go.jp/bunya/shougaihoken/service/naiyou.html
10）文部科学省．共生社会の形成に向けたインクルーシブ教育システム構築のための特別支援教育の推進（報告）．
http://www.mext.go.jp/b_menu/shingi/chukyo/chukyo3/044/attach/1321669.htm
11）青木省三．僕のこころを病名で呼ばないで—思春期外来から見えるもの．岩波書店；2005．
12）Finkelsetin V. Attitudes and Disabled People：Issues for Discussion. World Rehabilitation Fund；1980.
13）文部科学省．「通常の学級に在籍する特別な教育的支援を必要とする児童生徒に関する全国実態調査」調査結果．
http://www.mext.go.jp/b_menu/shingi/chousa/shotou/054/shiryo/attach/1361231.htm
14）文部科学省．通常の学級に在籍する発達障害の可能性のある特別な教育的支援を必要とする児童生徒に関する調査結果について．
http://www.mext.go.jp/a_menu/shotou/tokubetu/material/__icsFiles/afieldfile/2012/12/10/1328729_01.pdf
15）厚生労働省．障害者の日常生活及び社会生活を総合的に支援するための法律及び児童福祉法の一部を改正する法律案．2016．
http://www.mhlw.go.jp/topics/bukyoku/soumu/houritu/dl/190-21.pdf
16）発達障害者支援法の一部を改正する法律案．2016．
http://www.sangiin.go.jp/japanese/joho1/kousei/gian/190/pdf/t051900361900.pdf
17）Kanner L. Child Psychiatry, 4th edition. Charles C Thomas；1972／黒丸正四郎，牧田清志（訳）．カナー児童精神医学．第2版．医学書院；1974．

おわりに—発達障害臨床から素人の相談者へ

1）田中康雄．発達障害の臨床．原田誠一（編）．外来精神科診療シリーズ メンタルクニックが切拓く新しい臨床—外来精神科診療の多様な実践．中山書店；2015．pp86-91．
2）田中康雄．精神科クリニックにおける発達障害診療の現状と課題．原田誠一，森山成彬（編）．外来精神科診療シリーズ 発達障害，児童・思春期，てんかん，睡眠障害，認知症．中山書店；2015．pp2-9．
3）江熊要一．分裂病者に対する私の接し方—診察室場面を中心にして．精神医学 1969；11：235-248．
4）宮本忠雄，関　忠盛．人間学的現象学．松下正明（総編集）．精神医学エッセンシャル・コーパス1 日本の名著論文選集　精神医学を学ぶ．中山書店；2013．pp117-238．

索引

和文索引

あ
悪夢障害 120
アタッチメント障害 16

い
いじめ 86
異食症 117
遺尿症 121
インクルーシブ教育システム 149, 151
インターネットゲーム 122, 125, 127
インターネットゲーム障害 118, 127

う
ウェクスラー児童用知能検査第4版 71, 108
ウェクスラー成人用知能検査第3版 112
運動症群 13

え
映画『シンプル・シモン』 132
遠城寺式乳幼児分析的発達検査 104

か
合併障害 116
加配 41
鑑別診断 112

き
基礎的環境整備 149
共存障害 116
きょうだい 130
きょうだいの思い 130
強迫症 107

け
限局性学習症 13
健康診査 31

こ
厚生年金 145
行動の悪循環 43, 44
行動の強化 45
行動の好循環 43, 44
行動の消去 45
合理的配慮 149, 151
子どもへの精神科薬物療法 141
コミュニケーション症群 11

さ
暫定的チック症 14

し
思春期 78
思春期心性 29, 80
児童発達支援 52, 53
児童福祉法 147
自閉症の疫学 2
自閉スペクトラム症 12, 26, 117
自閉スペクトラム症の疫学 2
自閉スペクトラム症の特性 120
社会的障壁 153
社会的(語用論的)コミュニケーション症 11
社会統制装置 154
集団生活場面 119
重篤気分調節症 18
障害基礎年金 145
障害児福祉手当 144
障害者総合支援法 147, 152
障害程度区分 148
障害手帳 146
障害福祉サービス 147
自立支援医療制度 145
神経精神医学的／神経発達的臨床所見による早期兆候症候群 116
神経発達症群 10
心的外傷後ストレス障害 17
親の思い 130
『シンプル・シモン』 132
心理発達検査 104

す
睡眠-覚醒障害群 120
睡眠時驚愕症型 120
睡眠時遊行症型 120
スペクトラムとしての発達障害 5

せ
生活障害 8
生活臨床 8
精神医療化 154
精神科薬物療法 140
　子どもへの―― 141
精神障害者保健福祉手帳 146
精神障害年金 144
精神的離脱 29
精神療法の過程 137
精神療法的視点 136, 137
性被害 108
選択性緘黙 106

そ
素行症 107

た
田中ビネー知能検査V 106
多様性 153
段階説 32
短期精神病性障害 113

ち
チック症群 13
秩序破壊的・衝動制御・素行症群 17

ち

知的能力障害群　　　　　　　　10
注意欠如・多動症　　　12, 26, 117

つ

通級　　　　　　　　　　　　56

て

適応外使用　　　　　　　　　141

と

動画視聴　　　　　122, 125, 127
統合失調症スペクトラム障害
　　　　　　　　　　　19, 109
特別支援学級　　　　　　　　56
特別支援学校　　　　　　　　56
特別児童扶養手当　　　　　144

に

二次障害　　　　　　　　　116
二次的問題　　　　　　　　116

の

ノンレム睡眠からの覚醒障害
　　　　　　　　　　　　120

は

パーソナリティ障害群　　　　20
発達　　　　　　　　　　　　4
発達障害　　　　　　　　　2, 3
発達障害者支援法　　　152, 153
発達障害の定義　　　　　　　3
発達障害の評価　　　　　　　6
発達障害臨床　　　　　　　137
抜毛症　　　　　　　　　　119
反抗挑発症　　　　　　　　106
反芻症　　　　　　　　　　117

ひ

被虐待児症候群　　　　15, 16, 26

ふ

不安症群　　　　　　　　　　17
不適切な養育　　　　　　　108
フラッシュバック　　　　　111
文化精神医学　　　　　　　　7
分離-個体化　　　　　　　26, 27

へ

ペアレントトレーニング　　　70
併存障害　　　　　　　　　116
偏食　　　　　　　　　　　117

ま

慢性的悲嘆説　　　　　　　　32

む

夢遊病　　　　　　　　　　120

や

夜驚症　　　　　　　　　　120
薬物療法　　　　　　　　　　72
夜尿症　　　　　　　　　　121

り

療育手帳　　　　　　　　　146
臨床診断の原則　　　　　　　22

欧文索引

A
anxiety disorders　　　17
attachment disorder　　　16
attention-deficit/hyperactivity disorder (ADHD)　　　12, 26, 117
autism spectrum disorder (ASD)　　　12, 26, 117

B
battered-child syndrome　　　15

C
communication disorders　　　11
comorbidity　　　116
conduct disorder　　　107

D
DAMP 症候群　　　12, 13
deficit of attention, motor control and perception syndrome (DAMP)　　　12, 13
development　　　4
developmental disorder　　　2
disruptive mood dysregulation disorder　　　18
disruptive, impulse-control, and conduct disorders　　　17

E
enuresis　　　121

ESSENCE (early onset symptomatic syndromes elicting neuropsychiatric/neurodevelopmental clinical examination)　　　34, 35, 36, 116

I
intellectual disabilities　　　10
internet gaming disorder　　　118

M
motor disorders　　　13

N
neurodevelopmental disorders　　　10
nightmare disorder　　　120
nocturnal enuresis　　　121
non-rapid eye movement sleep arousal disorders　　　120

O
obsessive-compulsive disorder　　　107
oppositional defiant disorder　　　106

P
personality disorders　　　20
pica　　　117
posttraumatic stress disorder (PTSD)　　　17
provisional tic disorder　　　14

R
rumination disorder　　　117

S
schizophrenia spectrum disorder　　　19, 109
selective mutism　　　106
separation-individuation　　　26
sleep terror type　　　120
sleep-wake disorders　　　120
sleepwalking type　　　120
social (pragmatic) communication disorder　　　11
specific learning disorder　　　13

T
tic disorders　　　13
　　　provisional ───　　　14
trichotillomania　　　119

W
Wechsler Adult Intelligence Scale-3rd edition (WAIS-III)　　　112
Wechsler Intelligence Scale for Children-4th edition (WISC-IV)　　　71, 108

著者紹介

田中康雄（たなか・やすお）

1958年栃木県に生まれる．

1983年獨協医科大学医学部卒業後，旭川医科大学精神科神経科医員．その後，道内の精神科で勤務し，2002年国立精神・神経センター精神保健研究所児童・思春期精神保健部児童期精神保健研究室長．2004年北海道大学大学院教育学研究科教育臨床講座教授，北海道大学大学院教育学研究院教授，附属子ども発達臨床研究センター教授，2012年北海道大学名誉教授，2012年5月より医療法人社団倭会こころとそだちのクリニック むすびめ院長．

最近の著書・編著に，『軽度発達障害―繋がりあって生きる』（金剛出版，2008），『支援から共生への道―発達障害の臨床から日常の連携へ』（慶應義塾大学出版会，2009），『つなげよう―発達障害のある子どもたちと私たちができること』（金剛出版，2010），『発達支援のむこうとこちら』（日本評論社，2011），『児童生活臨床と社会的養護』（編著，金剛出版，2012）などがある．

中山書店の出版物に関する情報は，小社サポートページを御覧ください．
https://www.nakayamashoten.jp/support.html

生活障害として診る発達障害臨床
(せいかつしょうがい)   (み) (はったつしょうがいりんしょう)

2016 年 9 月 10 日　初版第 1 刷発行 ©
〔検印省略〕

著　者 ────── 田 中 康 雄
　　　　　　　　　(た なか やす お)
発 行 者 ────── 平 田　　直
発 行 所 ────── 株式会社 中山書店
　　　　　　　　〒112-0006 東京都文京区小日向 4-2-6
　　　　　　　　TEL 03-3813-1100（代表）
　　　　　　　　振替 00130-5-196565
　　　　　　　　http://www.nakayamashoten.co.jp/

装丁 ─────── 花本浩一（麒麟三隻館）

印刷・製本　　株式会社 真興社

Published by Nakayama Shoten Co.,Ltd.
ISBN 978-4-521-74428-5　　　　　　　　　　　　　　　Printed in Japan
落丁・乱丁の場合はお取り替え致します．

・本書の複製権・上映権・譲渡権・公衆送信権（送信可能化権を含む）は株式会社中山書店が保有します．

JCOPY 〈(社) 出版者著作権管理機構 委託出版物〉
本書の無断複写は著作権法上での例外を除き禁じられています．複写される場合は，そのつど事前に，(社) 出版者著作権管理機構（電話 03-3513-6969，FAX 03-3513-6979，e-mail:info@jcopy.or.jp）の許諾を得てください．

本書をスキャン・デジタルデータ化するなどの複製を無許諾で行う行為は，著作権法上での限られた例外（「私的使用のための複製」など）を除き著作権法違反となります．なお，大学・病院・企業などにおいて，内部的に業務上使用する目的で上記の行為を行うことは，私的使用には該当せず違法です．また私的使用のためであっても，代行業者等の第三者に依頼して使用する本人以外の者が上記の行為を行うことは違法です．

一冊でわかる！こころの評価法のすべて

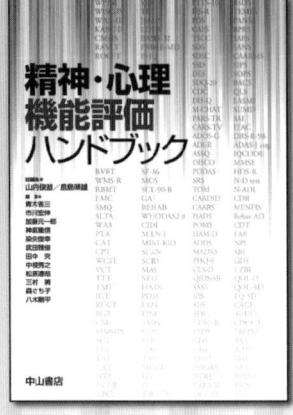

精神・心理機能評価ハンドブック

B5判／並製／2色刷
定価（本体13,000円＋税）
ISBN978-4-521-74192-5

総編集●**山内俊雄**（埼玉医科大学名誉学長）
　　　　鹿島晴雄（国際医療福祉大学大学院教授・慶應義塾大学医学部客員教授）

臨床や研究で用いられることの多い約200の精神・心理機能評価法につき，その概要，有用性と限界，各評価法の施行目的，具体的な評価方法，および施行上の注意，解釈に際しての注意を的確に解説した．精神科領域，心理領域の臨床や研究の場で，心理測定法や症状評価法を施行する際の指針となる書．

Contents

Ⅰ．臨床評価法総論
Ⅱ．知的機能の評価法
Ⅲ．記憶機能の評価法
Ⅳ．その他の高次脳機能の評価法
　　［言語（失語），行為（失行），視覚・視空間認知，注意（選択性・分配性・持続性注意），遂行機能，意思決定課題，表情・情動判断　その他］
Ⅴ．パーソナリティの評価法
　　［質問紙法，投映法，作業法］
Ⅵ．精神発達の評価法
Ⅶ．精神症状の評価法
　　A．健康調査ならびに精神科診断に関連した臨床評価
　　B．神経症領域に関連した臨床評価法
　　C．行動障害・自閉症・子どもの発達
　　D．気分障害に関連した臨床評価法
　　E．統合失調症に関連した精神症状評価
　　F．脳器質障害に関連した臨床評価法
　　G．物質依存ならびに薬の副作用に関連した臨床評価法
　　H．全般的評価

中山書店　〒112-0006 東京都文京区小日向4-2-6　TEL 03-3813-1100　FAX 03-3816-1015
https://www.nakayamashoten.jp/

信頼できるデータに基づく知見が，発達障害最良の診療になる

データで読み解く 発達障害

総編集●**平岩　幹男**（Rabbit Developmental Research）

専門編集●**岡　　　明**（東京大学）
　　　　　神尾　陽子（国立精神・神経医療研究センター）
　　　　　小枝　達也（国立成育医療研究センター）
　　　　　金生由紀子（東京大学）

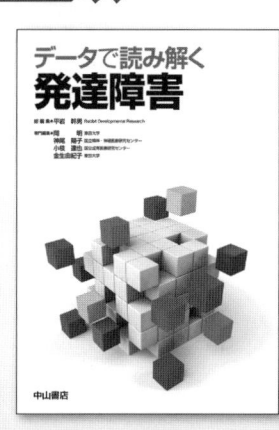

B5判／並製／2色刷／256頁
定価（本体8,000円＋税）
ISBN978-4-521-74371-4

本書の特長
▶信頼できるデータに基づく読み切りサイズの総説
▶プライマリケア医が実践できるスクリーニングや対応策を紹介
▶サイエンスから臨床のヒントをつかみ，臨床がサイエンスを進展させる

CONTENTS

発達障害を理解する

発達障害とは
自閉症スペクトラム障害（ASD）
　診断をめぐって／疫学／ゲノム研究と家族歴／自然経過・成人移行／必要な検査／治療と療育
ADHD
　診断をめぐって／疫学と家族歴／遺伝子研究／自然経過・成人移行／必要な検査／治療と療育／コンサータとストラテラ
学習障害（LD）
　診断をめぐって／疾患としての学習障害／疫学と家族歴／遺伝子研究／自然経過・成人移行／必要な検査／治療と療育
Tourette障害
　診断をめぐって／疫学と家族歴／遺伝子研究／自然経過・成人移行／必要な検査／治療と療育
発達性協調運動障害（DCD）
　診断をめぐって／自然経過，他の神経発達障害との関連／必要な検査／治療と療育
選択性緘黙
　診断をめぐって／疫学と病因，家族歴／自然経過／評価と治療
表出性言語遅滞
　診断と考え方
主な検査
　聴力検査／画像検査／染色体・遺伝子検査／脳波検査／内分泌・代謝検査／発達検査，知能検査／M-CHAT／PARS-TR
二次障害への対応
　不登校／ひきこもり／いじめ／うつ病／強迫性障害／パニック障害
診断の説明（告知）

社会的対応

発達障害者に対する行政支援―関連法・制度等
教育的対応
　障害児保育と加配／就学相談／就学時健康診断／適正就学／就学猶予／特別支援教育／特別支援学級／特別支援学校／通級指導教室／月経指導

治療と療育の原則

治療と療育の原則
かかりつけ医による発達障害診療
薬物療法と注意点
　ASD／ADHD／Tourette障害
療育とは
　SST／PT／LST／TEACCH／PECS／ABAとは／ABAの資格―BCBAとBCaBA／ABA/VB（Verbal Behavior）／ABAのティーチング・ストラテジー―DTTとロヴァスの研究に関して／NETの種類とDTTとの比較／ABAの教育的ストラテジー―学校での利用と積極的行動支援／認知行動療法（CBT）／療育と医療の探し方
ディスレクシアの療育的対応
補充代替療法

中山書店　〒112-0006　東京都文京区小日向4-2-6　TEL 03-3813-1100　FAX 03-3816-1015
https://nakayamashoten.jp/

検査値に頼れない精神科診療の，頼りになる治療指針

精神科外来診療の実際

著●宮里勝政（府の森メンタルクリニック）

新書判／並製／2色刷／192頁／定価（本体3,500円+税）　ISBN978-4-521-74265-6

第1章 病気とその鑑別診断
【総 論】面接準備／診断面接
【各 論】症状性を含む器質性精神障害の診断／精神作用物質使用による精神および行動の障害の診断／統合失調症，統合失調症型障害および妄想性障害の診断 など

第2章 治療の実際
【総 論】治療面接の流れ／治療の基本／環境調整／薬物療法
【各 論】症状性を含む器質性精神障害の治療／精神作用物質使用による精神および行動の障害の治療／統合失調症，統合失調型障害および妄想性障害の治療／気分（感情）障害の治療／神経症性障害，ストレス関連障害および身体表現性障害の治療 など

メンタルクリニックの日常診療を強力にサポート！

外来精神科診療シリーズ 全10冊

編集主幹　原田誠一（原田メンタルクリニック：東京）
編集委員　石井一平（石井メンタルクリニック：東京）
　　　　　高木俊介（たかぎクリニック：京都）
　　　　　松﨑博光（ストレスクリニック：福島）
　　　　　森山成彬（通谷メンタルクリニック：福岡）
編集協力　神山昭男（有楽町桜クリニック：東京）

外来診療のエキスパートが日々の実践に裏打ちされた貴重な「知と技」を伝授！

B5判／2色刷／約300〜350頁／各本体予価8,000円

Part I 精神科臨床の知と技の新展開
- ● メンタルクリニックが切拓く新しい臨床—外来精神科診療の多様な実践— 　定価（本体8,000円+税）
- ● メンタルクリニックでの薬物療法・身体療法の進め方 　定価（本体8,000円+税）
- ● メンタルクリニック運営の実際—設立と経営，おもてなしの工夫— 　定価（本体8,000円+税）
- ○ メンタルクリニックでの診断の技と工夫—臨床の知を診断に活かす— 　〈2016年12月〉
- ○ メンタルクリニックでの精神療法の技と工夫—臨床の知を精神療法に活かす— 　〈2017年3月〉

Part II 精神疾患ごとの診療上の工夫
- ● メンタルクリニックでの主要な精神疾患への対応［1］
  発達障害，児童・思春期，てんかん，睡眠障害，認知症 　定価（本体8,000円+税）
- ● メンタルクリニックでの主要な精神疾患への対応［2］
  不安障害，ストレス関連障害，身体表現性障害，嗜癖症，パーソナリティ障害 　定価（本体8,000円+税）
- **最新刊** メンタルクリニックでの主要な精神疾患への対応［3］
  統合失調症，気分障害 　定価（本体8,000円+税）

Part III メンタルクリニックの果たすべき役割
- ○ メンタルクリニックの歴史，現状とこれからの課題 　〈2017年7月〉
- ○ メンタルクリニックにおける重要なトピックスへの対応 　〈2017年11月〉
  東日本大震災とメンタルクリニック，ギャンブル依存症，教員のメンタルヘルス，アウトリーチ，ターミナルケア，ほか

※配本順，タイトルなど諸事情により変更する場合がございます．〈 〉内は刊行予定．

お得なセット価格のご案内
全10冊予価合計 80,000円+税
セット価格 75,000円+税
5,000円おトク!!
※お支払は前金制です．
※送料サービスです．
※お申し込みはお出入りの書店または直接中山書店までお願いします．

中山書店　〒112-0006 東京都文京区小日向4-2-6　TEL 03-3813-1100　FAX 03-3816-1015
https://www.nakayamashoten.jp/